DR. ARIEL CAMARGO

A beleza em transformação

Uma reflexão sobre a estética reinventada na era digital

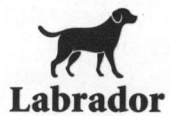

Labrador

Sobre o autor

Ariel Camargo é um renomado especialista em harmonização facial e pioneiro na estética avançada, reconhecido internacionalmente por sua técnica exclusiva de Hialo-Reestruturação. Como dentista, possui especialização em harmonização orofacial, formação em implantes dentários, além de ser pós-graduado em tratamento de canais e em neurociência e comportamento. Complementando sua formação, Ariel também é especialista em psicoterapia pelo método TRI, o que lhe permite abordar a estética de forma integrativa, valorizando o equilíbrio entre corpo e mente.

Com uma trajetória marcada por uma busca incessante por excelência, Ariel desenvolveu uma metodologia única que prioriza resultados naturais e a preservação das características individuais de cada paciente. A filosofia que guia seu trabalho é o "Minimalismo Eficiente", que consiste em atingir o máximo de transformação com o mínimo de intervenção, evitando exageros e respeitando a identidade do paciente.

Sua atuação vai além do Brasil, sendo presença constante em cursos e treinamentos na Europa. Ariel ministra aulas na EIMEC, uma das maiores instituições de ensino de medicina estética e cirurgia da Europa, localizada em Barcelona, onde compartilha suas técnicas avançadas e seu conhecimento sobre o manejo de complicações estéticas. Com vasta experiência em tratamentos de casos complexos, como necroses, ele é uma referência no uso de técnicas regenerativas avançadas para a recuperação tecidual.

Além de sua prática clínica, Ariel desempenha um papel fundamental na educação de novos profissionais. Como mentor, formou uma nova geração de especialistas em harmonização facial, sempre com uma visão diferenciada e ética. Sua metodologia "Hialo-Reestruturação" é oferecida em diferentes níveis de formação, proporcionando um aprendizado gradual e aprofundado.

Ele também é responsável por liderar um projeto social vinculado ao curso, que oferece tratamentos de harmonização facial a pacientes de baixa renda. Essa iniciativa visa democratizar o acesso à estética, que historicamente é restrita a um grupo social seleto, e proporcionar aos alunos a oportunidade de praticar e desenvolver suas habilidades em um contexto real, ao mesmo tempo em que contribuem para a sociedade.

Ariel acredita que a estética vai além do aspecto físico, sendo também uma ferramenta para promover o bem-estar emocional e psicológico. Com essa visão, ele não apenas transforma rostos, mas também vidas, ajudando seus pacientes a se sentirem mais confiantes e satisfeitos consigo mesmos.

DRARIELCAMARGO

Para os corações corajosos que resistem à pressão
da perfeição superficial. Que este livro seja um
convite para explorar a verdadeira estética, onde
a harmonia surge na aceitação incondicional
da beleza que existe em cada um de nós.

Agradecimentos

Acredito, sinceramente, que todas as pessoas que cruzam nosso caminho têm um papel especial na formação do nosso caráter e na construção da nossa personalidade, deixando marcas indeléveis em momentos inesquecíveis, ensinando-nos a ser pessoas melhores.

Agradeço a cada uma delas por isso, sejam amigos próximos que continuam ao meu lado, ou aqueles que seguiram caminhos diferentes e se afastaram, mas que ainda assim deixaram sua marca em minhas lembranças e aprendizados.

Também sou grato àquelas pessoas que, mesmo distantes, sempre buscaram manter o contato e o interesse, mostrando uma genuína amizade. Há aquelas que estão envolvidas em grandes projetos futuros, aquelas que me ajudaram em conquistas significativas, enquanto há outras que fizeram parte da minha vida por apenas alguns meses ou dias. O importante é que todas contribuíram para me tornar quem eu sou hoje e desempenharam seu papel. Por isso, quero expressar minha gratidão.

De forma específica, em primeiro lugar, desejo agradecer à minha querida mãe, Cássia, por me dar a vida e mostrar sua força e determinação ao assumir também o papel paterno durante a minha juventude, após a perda do meu amado pai. Ela se revelou uma das mulheres mais guerreiras e resilientes que já conheci, e mesmo enfrentando uma vida difícil, conseguiu criar seus filhos e nos proporcionar uma vida digna, sem grandes privações.

Ao meu pai, que infelizmente não está mais aqui para testemunhar minhas conquistas e ver o homem que me tornei e que ainda quero me tornar, tudo que fiz até hoje foi em busca de sua aprovação e para ser visto por ele. No entanto, tenho a certeza de que, em outro plano, ele sempre esteve ao meu lado, e sinto sua presença sempre que penso nele.

Gostaria também de expressar meu agradecimento à minha irmã, Flora, que sempre foi uma fonte de inspiração em termos de humanismo, preocupação social e ambiental em nosso planeta. Parte dos meus valores e inspirações vieram dela.

Agradeço também ao meu tio Rui e à tia Lia, que sempre nos apoiaram nos momentos mais difíceis e que possibilitaram que toda a nossa família chegasse aonde chegou.

À Gabriella, que esteve ao meu lado nos últimos anos e me mostrou que a espiritualidade e a fé abrem caminhos para uma vida mais próspera e feliz. Sem ela, certamente estaria longe de me tornar a pessoa melhor que ainda desejo ser.

Aos meus amigos fiéis, Samuel Montalvão e Fernando Galdino, que mesmo em tempos distantes sempre demonstraram preocupação e buscaram manter contato e oferecer conselhos. Obrigado por serem meus melhores amigos e por estarem sempre ao meu lado.

Gostaria de agradecer também a Igor Alves, meu colega de faculdade, e a Adalberto Vale, que me forneceram ferramentas e conhecimento para me tornar o profissional que sou na área de harmonização orofacial. Eles lutaram incansavelmente, juntamente com outras pessoas, pelos direitos dos cirurgiões-dentistas de realizarem procedimentos estéticos, demonstrando a grande capacidade da nossa classe em exercer esse direito com excelência. Mesmo que estejamos distantes fisicamente, eles sempre terão um lugar especial nos meus agradecimentos profissionais.

A todos os meus pacientes e alunos que confiaram na minha metodologia e filosofia de trabalho, agradeço de coração. Vocês me fizeram compreender que o caminho certo sempre será o caminho da individualidade, sem seguir padrões generalistas.

Infelizmente, é impossível agradecer a todas as pessoas que contribuíram para a minha vida, mas se você é uma delas, sabe como contribuiu. Expresso aqui o meu mais sincero agradecimento a todos vocês.

E, por fim, mas não menos importante, quero agradecer a você, leitor, por ter escolhido este livro. Espero que ele sirva como uma reflexão sobre os rumos que a estética está tomando na Era Digital e como podemos melhorá-la.

Sumário

Prefácio 15

Apresentação 17

INTRODUÇÃO
A beleza no banco dos réus na Era Digital 21

PARTE 1
A BELEZA NA TELA 29

CAPÍTULO 1
A jornada digital no olhar social 31

    A sombra e a luz do mundo digital 32

    A valorização do irreal 36

CAPÍTULO 2
O império dos likes 43

    O julgamento na ponta dos dedos 45

    E a beleza? Onde fica nessa conversa? 48

    Minha nova versão online 50

CAPÍTULO 3
Diga-me quem tu segues e te direi como te cuidas 57

A jornada da autoestima 59

A autoimagem anseia pela perfeição 61

O impacto da tela na vida social e familiar 62

PARTE 2
A BELEZA NO CASULO 71

CAPÍTULO 4
Quem é o profissional de harmonização facial? 73

Estética humanizada 75

O atendimento humanizado 77

O profissional e a estrutura do atendimento 79

CAPÍTULO 5
O medo do antes e depois 89

O tempo, o processo e o convívio social 92

Os mitos e inverdades 94

Mitigando a insegurança 96

CAPÍTULO 6
A autoimagem na sala de espelhos 103

A percepção e a anatomia 105

Entre o espelho físico e o espelho digital 108

PARTE 3
A BELEZA NO ESPELHO 115

CAPÍTULO 7
A terminologia *Full Face* 117

A Hialo Reestruturação 119
Terminologia x conceito 120
Venda x técnica x ética 124

CAPÍTULO 8
A beleza está na sua cara 129

O que pode e o que não pode ser modificado 131
O que funciona e o que não funciona 132
Caso 1: entre expectativas e realidade 134
Caso 2: expectativas na jornada da autoaceitação 136

CAPÍTULO 9
Hialo Reestruturação: um método inovador 141

A filosofia da Hialo Reestruturação 143
Os princípios da Hialo Reestruturação 146
O tripé do sucesso 148

CONCLUSÃO
A beleza evidenciada transforma 155

Prefácio

Conheci o Ariel durante a faculdade, e desde o primeiro encontro soube que ele seria um profissional extraordinário. Havia algo em sua postura, em sua dedicação incansável e em sua capacidade de se destacar em tudo o que fazia, que o diferenciava dos demais. Ele possuía uma paixão genuína pela odontologia, sempre inquieto, sempre buscando o melhor. Enquanto muitos de nós ainda estávamos explorando nossas possibilidades, Ariel já demonstrava uma clareza única de propósito.

Em 2017, durante o Réveillon, ele já atuava com excelência na odontologia. Naquele momento, eu já havia consolidado meu nome como uma das maiores referências em harmonização facial no país, graças à inovação que trouxe ao mercado. Sabia que, para continuar crescendo e elevando o nível de excelência do meu trabalho, precisaria de pessoas de confiança ao meu lado, profissionais com talento, ética e uma visão compartilhada. Foi nesse momento que decidi convidar o Ariel a mergulhar no universo da estética facial. Ele aceitou o desafio com a mesma maestria que sempre caracterizou seu trabalho.

Desde o início, foi evidente que Ariel não era apenas mais um. Sua facilidade em absorver novos conhecimentos, sua destreza ao desenvolver técnicas complexas e sua incansável busca pela perfeição o destacavam de uma maneira rara. Durante os quase sete anos que trabalhamos juntos, o vi crescer de maneira exponencial, sempre fiel a uma filosofia que compartilhávamos: a de que a estética deve respeitar a individualidade e a beleza natural de cada pessoa. Ariel sempre foi mais do que apenas competente — ele é excepcional. À medida que os anos passavam, ficou claro que ele estava destinado a traçar seu próprio caminho.

Certo dia, Ariel me confidenciou seus novos objetivos: ele queria construir algo seu, algo que refletisse suas próprias ideias, sua visão singular da estética e sua maneira de transformar a vida das pessoas. Apoiei-o sem hesitação, porque sabia que ele não só tinha talento, mas também uma integridade e um compromisso que o tornariam um dos grandes. Ele sempre demonstrou uma gratidão genuína por tudo que construímos juntos, mas a verdade é que o privilégio foi meu de poder acompanhá-lo e vê-lo florescer. Este livro é a culminação de tudo o que Ariel representa. É o testemunho de sua jornada brilhante, de seu domínio técnico, de sua incansável busca pela inovação e, acima de tudo, de sua capacidade de transformar vidas com a sensibilidade e a ética que sempre o guiaram. Em cada página, você encontrará o reflexo de um profissional que não só domina a estética facial, mas que a eleva a outro patamar.

Ariel, você já deixou sua marca no mundo, e este livro é apenas mais um exemplo do impacto que você continua a ter. Tenho plena certeza de que quem tiver o privilégio de ler estas páginas sairá transformado, assim como aqueles que têm a sorte de passar por suas mãos. Com profunda admiração,

Dr. Igor Alves

Apresentação

É com grande satisfação que apresento *A beleza em transformação*, uma obra que nos convida a uma reflexão profunda sobre a percepção da beleza na era digital, escrito pelo multifacetado dr. Ariel Camargo, um irmão que a vida me deu, por quem tenho imenso apreço. Este livro é uma verdadeira sinfonia de pensamentos, em que cada ideia é uma nota cuidadosamente posicionada, levando-nos a questionar como nos vemos e como permitimos que as percepções alheias influenciem nossas vidas.

Dr. Ariel Camargo é um cirurgião dentista excepcional, especializado em harmonização orofacial e também graduado em neurociência. Sua formação abrangente lhe confere uma perspectiva única, permitindo-nos enxergar a beleza além da estética como uma necessidade social influenciada por fatores psicológicos de autoaceitação e pertencimento. Com seu conhecimento psicossocial, Ariel compreende que a beleza é uma expressão de saúde e bem-estar integral, profundamente enraizada nas dinâmicas sociais e emocionais. Além de sua expertise técnica, ele é um músico talentoso, capaz de traduzir a sensibilidade das melodias para a prática clínica, criando experiências transformadoras para seus pacientes e, agora, para você, leitor.

Sua habilidade em unir arte e ciência é admirável, e sua visão única permite que ele veja a beleza como uma expressão autêntica da individualidade. Neste livro, Ariel explora como o meio digital influencia nossa autoimagem e a percepção que temos do mundo ao nosso redor. Ele nos desafia a refletir sobre a autenticidade e a essência da beleza, incentivando-nos a olhar além das superfícies e a valorizar a singularidade de cada indivíduo. Um dos pilares desta obra é a filosofia da Hialo Reestruturação, que Ariel apresenta como um ponto de vista racional e coerente quanto ao seu conceito e aplicabilidade prática. Esta abordagem inovadora propõe um novo conceito baseado no minimalismo eficiente, promovendo uma transformação que é tanto interna quanto externa e que busca alinhar a percepção pessoal com a realidade social de forma harmoniosa e equilibrada.

A *beleza em transformação* é mais do que um livro; é uma jornada introspectiva que nos convida a reavaliar nossas prioridades e a encontrar equilíbrio em um mundo saturado de imagens idealizadas. Dr. Ariel Camargo nos lembra que a verdadeira beleza reside na autenticidade e na capacidade de nos aceitarmos plenamente, independentemente das expectativas externas. Convido você, leitor, a embarcar nesta jornada de autoconhecimento e a descobrir as valiosas lições que dr. Ariel Camargo compartilha.

Que esta leitura inspire uma transformação genuína, assim como a arte e a ciência se entrelaçam para criar algo verdadeiramente belo.

Com profunda admiração e respeito,

Samuel Montalvão

O prazer estético deve ser
um prazer inteligente.

JOSÉ ORTEGA Y GASSET,
FILÓSOFO ESPANHOL

INTRODUÇÃO

A beleza no banco dos réus na Era Digital

A beleza pode ser entendida como qualidade, caráter ou virtude de tudo aquilo que é belo.

O sentimento de êxtase, admiração e prazer que se obtém por meio dos sentidos é apenas a confirmação empírica da definição teórica de beleza. Ao se deparar com a harmonia, a proporção, a simetria e a imponência do que se diz belo, os olhos humanos imediatamente lhe atribuem valor. Portanto, tudo que tem valor passa a ser desejado.

Assim como a área da filosofia se volta para a reflexão da beleza como um fenômeno artístico, a estética enquanto atividade profissional surge para trabalhar com a beleza física das pessoas e harmonizar suas formas.

É bem verdade que esse ramo fez a palavra "estética" ser associada, por muito tempo, somente à aparência, mas descobriu-se que vários outros aspectos psicológicos, emocionais e sociais também estão envolvidos na busca pelo belo.

Na Era Digital tudo mudou, e essa transformação segue em curso a cada inovação trazida pela internet. Beleza e estética não fazem mais parte apenas do mundo real, mas de um meio virtual que é cada vez mais determinante na maneira como as pessoas se relacionam e na percepção que têm sobre si mesmas.

A força da internet com sua infinidade de conteúdo é inegável e, ao mesmo tempo, irresistível. As pessoas passam muito tempo na frente do celular, e isso já faz parte da rotina. Se dormimos durante um terço da nossa vida, certamente gastamos outra boa parte da nossa existência no uso de telas (celulares, tablets, computadores, televisores). A interação do ambiente online com a esfera pessoal se tornou tão profunda a ponto de me fazer acreditar que vivemos duas vidas: a real e a virtual.

O reflexo de um espelho ilusório encontra relevância no meio daqueles que enxergam a vida através de uma tela, e não por meio dos próprios olhos.

Não é impossível que a vida virtual seja um reflexo alinhado e fidedigno da vida real. Porém, muitas vezes, as pessoas tentam superestimar sua ideologia, sua imagem e, principalmente, sua beleza. Nesse mundo de sonhos, a maioria deseja causar uma boa impressão para ser melhor julgado e posicionado socialmente.

> Ser uma referência no mercado de trabalho ou uma figura popular em determinado círculo de amizade são as principais motivações de todo esse teatro digital.

As redes sociais surgiram na modernidade como ferramentas poderosas com incrível capacidade de conectar seus usuários a nível global. No entanto, as pessoas passaram a distorcer a própria imagem a fim de serem aceitas e assim exibem uma representação fictícia de si mesmas. Essas versões perfeitamente planejadas e constantemente retocadas nasceram a partir da enorme necessidade do ser humano de aceitação e pertencimento a um grupo ou segmento.

Segundo a Pirâmide de Maslow, que identifica as principais necessidades humanas, as mais básicas incluem a alimentação, hidratação, sono, segurança etc. Mas a sua completa realização é bem mais complexa. Todos anseiam intensamente ser amados e o medo da rejeição é um assombroso pesadelo. Estudos mostram que o medo de falar em público para algumas pessoas supera o medo da morte. Considerando que a internet abrange um grande número de pessoas, ser rejeitado na vida virtual é um medo ainda maior.

Desagradar um grupo de três pessoas, por exemplo, não é um problema tão grave, mas ser malvisto nas redes sociais por uma multidão que realiza rápidos e afiados julgamentos é um golpe duro na reputação e que pode afetar diretamente a vida real.

Não há dúvidas de que a internet estabeleceu um meio de comunicação excelente. Entretanto, tornou-se tendência as pessoas moldarem-se a supostas demandas para serem aceitas por alguns grupos específicos. Se tenho uma certa ideologia política, por exemplo, devo procurar o grupo no qual me encaixo para validar a minha experiência — o que alguns teóricos da Comunicação chamam atualmente de "bolha social". O mesmo acontece com aqueles que participam de algum movimento social, racial e cultural e o defende.

O universo online ampliou a voz das pessoas e abriu espaço para discussões que antes não tinham o mesmo alcance nem tomavam a mesma proporção. Com tantas opiniões expostas e debatidas à exaustão, naturalmente surgem divisões. Nesse momento, já não há mais senso crítico para entender que quem está do lado contrário da tela não tem tanta importância assim. Contudo, essa validação atinge o inconsciente com exata precisão. E o que todo esse cenário tem a ver com a estética? Quando se trata da beleza, as pessoas também querem ser aprovadas.

Para ter um rosto afilado, uma boca maior e charmosas sardas na pele, que tal colocar um filtro na foto? Uma pequena diferença em uma foto na rede social para parecer mais atraente não é um problema, pois esse tipo de ferramenta pode ser usado de maneira saudável. A maquiagem, as roupas, o perfume, tudo que usamos tem por objetivo atrair a admiração. Logo, na vida virtual não seria diferente.

Em contrapartida, existe uma linha tênue que separa o uso saudável da internet de tudo aquilo que pode ser prejudicial. Quando as pessoas começam a se comparar com as outras nas redes sociais, o sinal de alerta imediatamente dispara. A influenciadora digital tem uma barriga musculosa e bem-definida, o nariz arrebitado, e a sua conta sinaliza um milhão de seguidores, então, as outras mulheres que almejam alcançar esse mesmo número simplesmente presumem que precisam ter uma barriga e um nariz iguais aos dela. Nesse momento, entra em cena uma perversa ideia de "perfeição" e a autoestima é posta em xeque.

Hoje, a corrida desenfreada por visibilidade lota as clínicas de estética e as mesas de cirurgia. Uma autoestima mal construída faz muitos reféns, que se submetem a intervenções para serem aceitos e admirados. Por essa razão, a construção de uma autoestima forte desde a infância e ao longo de toda a vida é extremamente importante.

Ao observar pacientes que buscam procedimentos estéticos exageradamente para se sentirem melhores, logo sei que algo está errado.

Uma cirurgia invasiva, como uma lipoaspiração, pode ser uma opção interessante e até recomendada em alguns casos, mas a busca incessante por uma beleza inalcançável é um risco evidente.

> O indivíduo tem que se sentir bem para realizar procedimentos estéticos, e não o contrário. Não existe beleza em um corpo saudável guiado por uma mente doente.

Assim como a moda, o conceito de beleza muda muito ao longo do tempo. Nos anos 1980, as sobrancelhas mais cabeludas e arqueadas faziam enorme sucesso entre as mulheres. Depois de um tempo, o modelo foi visto como um traço grosseiro, pois a sobrancelha tida como ideal era mais fina e delicada. Atualmente os padrões são remodelados de forma mais rápida e a internet participa ativamente dessas mudanças. A partir do momento que se estabelece um novo padrão de beleza, a estética se reinventa para acompanhar o movimento constante do perfil que se considera belo.

A evolução da beleza entrou na Era Digital e esbarrou no uso indevido de aplicativos que alteram a identidade visual das pessoas.

> O conceito do belo se perdeu em um padrão que abandona a apreciação do traço natural e

> exalta características anatômicas específicas
> demais para serem reproduzidas.

Mesmo com procedimentos estéticos, ter uma boca volumosa e bem desenhada igual à da atriz famosa pode ser impossível para alguém que não tem a mesma anatomia. O sentimento de frustração e a insistência inconsequente sobre o que se deseja levam a resultados dismórficos que só causam estranheza e afastam ainda mais as pessoas de um padrão que não vale a pena ser perseguido com tanto afinco.

As gerações mais antigas buscam a prevenção, o autocuidado e o gerenciamento do envelhecimento, pois são pessoas que se amam e buscam preservar seus traços particulares e únicos. O caminho trilhado pela nova geração é uma padronização artificial que impõe o mesmo tamanho de boca e o mesmo rosto largo. Por isso, os mais jovens, por estarem muito envolvidos na internet, são mais facilmente influenciados por celebridades, desejando estar nivelados por elas, ao invés de priorizar a beleza de sua própria individualidade e aprimorar suas formas sem distorcer sua identidade visual.

> A tendência criada pela internet leva os
> pacientes a buscarem e realizarem os mesmos
> procedimentos, estabelecendo um padrão
> de beleza engessado e generalista.

O ser humano vive em grupos. Portanto, há grupos que fortalecem o atual padrão de beleza, enquanto outros são totalmente contra ele. Tenho observado bastante essa crescente resistência. Claramente, existem pessoas que endeusam o belo a qualquer custo, embora outras o demonizem e criem uma polarização que me faz questionar: como encontrar o equilíbrio?

Devido a tanta exposição na internet, a harmonização facial acabou por virar a grande "vilã" da história. A influência de pessoas famosas e seus procedimentos exagerados levaram o senso comum a concluir: Não vou fazer essa tal de harmonização porque está todo mundo ficando igual. O ser humano costuma gostar de colocar tudo em caixas e organizar seu pensamento maniqueísta de maneira muito bem-definida para apontar o que é bom e o que é ruim.

A verdadeira essência de um procedimento estético é a preservação da naturalidade, mas esse propósito vem sendo cada vez mais desvirtuado. Caso essas celebridades e suas grandes mudanças de face não estivessem sob tantos holofotes, talvez as pessoas fossem mais suscetíveis à harmonização facial e a compreendessem como um bem para sua saúde.

A tendência natural do ser humano é desejar se cuidar, mas esse desejo natural é comprometido quando a sociedade é, diariamente, bombardeada com informações equivocadas na internet. O padrão de beleza do influenciador levou a harmonização facial a um ponto extremo, que passou a chamar atenção pela distorção da imagem. Não é mais tão incomum ouvir relatos como: Tinha uma amiga tão bonita nos tempos de escola, mas hoje ela parece uma boneca de borracha. Era muito mais bonita antes... Ao ouvir esse tipo de comentário, me preocupo com o futuro da nossa profissão.

O senso estético do profissional com a agulha na mão tem a obrigação ética de orientar o desejo dos pacientes para a realidade e frear os pensamentos absurdos, a sua experiência pode contribuir para uma tomada de consciência que faça o paciente enxergar o belo dos seus traços no espelho, pois cada pessoa tem o seu próprio padrão de beleza.

Diante de um cenário tão confuso e desorganizado, o propósito deste livro é trazer um pouco mais de clareza e enriquecer a discussão sobre a verdadeira expressão da harmonização facial, que é o autocuidado e o gerenciamento do processo de envelhecimento.

> Melhorar a percepção da autoimagem e elevar a
> autoestima pode revolucionar a vida das pessoas.

De acordo com a Organização Mundial de Saúde, o conceito de saúde não se resume à ausência de patologia, mas consiste em um bem-estar completo, inclusive psicossocial. Portanto, quando a estética é associada corretamente à saúde em geral, as pessoas podem ser muito bem-cuidadas e beneficiadas pela harmonização facial, que evolui a cada dia com procedimentos excelentes e novas tecnologias efetivas para fazer o paciente envelhecer bem.

Todos nós ficaremos velhos e não há como fugir do desdobramento natural da vida, uma vez que o tempo é implacável. No entanto, apenas "assumir as rugas" é uma forma ultrapassada de lidar com o envelhecimento, que pode ser cadenciado. Em meu consultório, escuto com frequência a seguinte lamentação: "Por que não me cuidei antes?".

A harmonização facial não deve sofrer preconceitos. Há uma diferença gritante entre o que se vê a toda hora na internet e o trabalho que de fato é realizado por profissionais sérios, responsáveis e capacitados. O problemático padrão imposto no mundo virtual precisa ser combatido porque a estética não é padronizada, mas individualizada.

> O discernimento das reais necessidades humanas
> é a nova tendência da harmonização facial.

A beleza na Era Digital está sentada no banco dos réus, enquanto o júri é formado pela internet, que julga o que é belo e o que não é deliberadamente. Muito mal defendida pelos tais influenciadores, ela é acusada ferozmente pelas redes sociais, que a confrontam por estar desajustada aos novos tempos.

Estando ela prestes a ser condenada a muitos anos de prisão em um padrão desumano e dismórfico, me proponho a ser o advogado da beleza, pois acredito na subjetividade do belo e sei que a harmonização facial pode provar a sua inocência.

PARTE 1

A BELEZA NA TELA

CAPÍTULO 1

A jornada digital no olhar social

A era das redes sociais e sua influência na visão de mundo da sociedade

O drama da internet é que ela promoveu o idiota da aldeia a portador da verdade.

UMBERTO ECO

O mundo digital não é mais apenas uma interferência no mundo real, pois a influência das redes sociais sobre a visão das pessoas se tornou fator determinante na sociedade. Essa mudança de paradigma aconteceu tão rápido que muitos ainda não se deram conta do impacto que o ambiente online pode causar na vida cotidiana como a conhecemos.

Algum tempo atrás meu pai faleceu e isso me marcou bastante, numa era quase que "pré-histórica" se comparada aos impressionantes avanços tecnológicos que surgiram poucos anos depois. Meu pai se foi em 2001 e uma das coisas que ficou gravada em minha memória foi o seu celular Nokia com uma antena comprida, apelidado carinhosamente de "tijolão" por seu tamanho avantajado quando modelos novos (e bem menores!) foram lançados. Naquela época, portar um telefone no bolso e poder levá-lo para qualquer lugar era uma loucura! Antes disso, o pager já havia sido uma verdadeira revolução de comportamento, pois as pessoas não precisavam mais ficar presas em casa ou no trabalho enquanto esperavam por alguma ligação importante.

Após a inimaginável evolução da Era Digital, os celulares das mais diversas marcas são capazes de filmar e fotografar, reproduzir vídeos e músicas, acessar a internet, enviar e-mails... As possibilidades são infinitas! Esse dispositivo logo passou a ser como uma extensão de cada indivíduo, uma vez que ali estão até os seus documentos e dados bancários.

Esse cenário retrata o início de uma união cibernética com o ser humano.

A sombra e a luz do mundo digital

Ao refletir em toda essa evolução, ocorrida em um período de vinte anos, é inevitável fazer o seguinte questionamento: o que acontecerá daqui em diante? Existe uma escala exponencial de eventos que ocorrem cada vez mais rápido e de maneira imprevisível.

O desenvolvimento dos mais inovadores artigos eletrônicos me faz lembrar dos filmes de ficção científica da minha infância, mas agora se tornou possível comprar alguns dos mesmos itens de astronautas aventureiros e recebê-los pelo correio na porta da minha casa.

Inclusive, quando comecei a utilizar os tais softwares de inteligência artificial que são amplamente difundidos, descobri um novo modo de pesquisar, estudar e entender conteúdos antes inacessíveis.

Em contrapartida, o olhar das pessoas mudou muito a partir do momento que assumiram uma posição na qual são expostas e, ao mesmo tempo, fiscalizadas, pois nessa realidade virtual se tornaram "o produto".

> Antes, nós procurávamos por produtos na internet, agora somos os próprios produtos na internet.

Certa vez, fiz uma despretensiosa pesquisa no meu celular: Viagem para Dubai. Isso foi o bastante para que todos os sites na internet começassem a divulgar anúncios de hotéis, restaurantes, passeios e passagens aéreas para Dubai. As redes sociais ouvem atrás de finas paredes os nossos mais íntimos pensamentos para nos recomendar aquilo que desejamos. Diga em voz alta "quero comprar um tênis!" e prepare-se para ser soterrado por incontáveis propagandas de marcas de tênis.

Apesar do interessante aspecto personalizado que os conteúdos e até a publicidade fazem chegar até cada um de nós, há um lado preocupante nessa equação. Os próximos passos do caminho evolutivo da inteligência artificial podem não ser tão bem-direcionados. O uso da tecnologia para copiar a voz e o rosto das pessoas em meios digitais se tornou um meio para criminosos e seus golpes. Medidas de segurança precisam ser tomadas para garantir uma sociedade íntegra diante das complicadas possibilidades criativas que o ambiente virtual estabeleceu.

A Era Digital está em constante evolução e as consequências sombrias não são páreas para sua capacidade de iluminar. Sim, porque o mundo virtual jogou luz sobre as pessoas que querem ser vistas e lembradas e, nesse caso, o excesso de exposição pôde torná-las cada vez mais famosas e notáveis. Mas assim como grande é a luz, também grandes são as sombras advindas dessa mesma iluminação.

As redes sociais facilitaram a busca do ser humano por aceitação e reconhecimento. No ambiente online, há chances de publicar um único vídeo e se tornar tão popular a ponto de reunir milhões de seguidores e começar a ganhar dinheiro com isso. Entretanto, quem se expõe tanto, precisa estar muito bem-preparado psicologicamente para lidar com essa situação e suas consequências.

Há um enorme progresso no sentido tecnológico, de informação e comunicação. Meu receio é com o rumo que a sociedade seguirá se não existirem algumas diretrizes para dosar, orientar e fiscalizar o uso das tecnologias.

A partir do ano de 2020, o mundo testemunhou o crescimento descontrolado das famigeradas fake news — notícias falsas publicadas massivamente para manipular a opinião pública — que influenciaram grande parte da população durante eleições presidenciais e até no combate da Covid-19 ao longo dos anos de pandemia. Esse fenômeno foi presenciado no Brasil e em diversos outros países que sofreram com equivocadas vozes amplificadas pela internet, que se tornaram as "vozes da razão".

> As vozes com maior exposição na internet não são necessariamente as mais relevantes. Ainda que representem e defendam um ponto de vista, não devem ser consideradas as "vozes da razão".

Por outro lado, as vozes unidas necessitam ser ouvidas com atenção e as pessoas devem ser vistas sob um olhar social. Não acho que as redes sociais sejam um bicho de sete cabeças! Elas promovem a união dos indivíduos em grupos sociais. As minorias étnicas, por exemplo, podem se unir a partir da mesma dor para propagar suas ideias contra o racismo e o preconceito.

A possibilidade de reunir pessoas que sofrem da mesma dor e lutam pela mesma causa é um verdadeiro presente da Era Digital. A fim de defender um ideal, um grupo pode se encontrar e se organizar muito mais facilmente no ambiente online e sua voz não encontra barreiras no mundo virtual até que este grupo seja aceito na sociedade, que finalmente o enxerga depois de tanto tempo de invisibilidade nas mídias tradicionais.

Graças às redes sociais, o orgulho LGBTQIA+ tomou outra proporção. No passado, essas pessoas sofriam um preconceito muito grande e sequer podiam sair de mãos dadas na rua. Com a exposição da causa na internet, hoje há mais liberdade e menos medo de julgamento, apesar de o preconceito ainda existir. O fato de formarem um grupo com voz ativa no ambiente virtual fez com que o debate sobre a sexualidade se tornasse pauta no mundo inteiro.

As pessoas conseguiram se unir em grupos pequenos que tinham dores muito grandes, mas não conseguiam ser vistas e suas opiniões não tinham valor. Entretanto, a Era Digital promoveu a força do olhar social em um meio cada vez mais frágil.

Por outro lado, a avalanche de conteúdo online revelou e até gerou uma fragilidade nas pessoas que se sentem ansiosas e depressivas.

> Quanto maior a visualização nas redes sociais,
> maior é o julgamento das pessoas.

O julgamento virtual pode ser (e, na maioria das vezes, é) implacável. Lembro de uma participante de um reality show que foi completamente repudiada pela audiência do programa e virou alvo nas redes sociais, onde as pessoas atiravam todo seu ódio. Ela foi "cancelada".

Quão perigosa uma situação como essa pode ser para o ser humano e para a sociedade? O público do maior reality show do país julgar alguém por atitudes erradas resultantes de emoções descontroladas em um lugar desfavorável é realmente justo? O fato é que as redes sociais facilitaram essa "política do cancelamento" e pessoas passaram a ter suas reputações destruídas em minutos. Anteriormente, esse tipo de movimento acontecia para boicotar empresas que violavam as leis ambientais, por exemplo, mas atacar pessoas se tornou algo muito comum.

A tal "política do cancelamento" se expandiu tão rápido quanto a área de comentários de uma publicação em qualquer rede social. A chacota e os xingamentos se multiplicam a cada usuário que interage em um escalonamento de ódio. Em um mundo supostamente perfeito, em que todos são juízes imaculados, sentar-se no banco dos réus e apresentar falhas é motivo de desespero e frustração.

Aprecio e fico entusiasmado por viver em plena Era Digital, mas tenho certo receio das redes sociais. Às vezes, penso: *será que ficarei tão exposto a ponto de ser cancelado se cometer algum erro?* Talvez esse seja o grande medo que todos têm da superexposição. Porém, não há como retroceder. A sociedade se reorganizou em torno da internet como se ela fosse um cavalo que anda para onde o cavaleiro quiser, mas, na verdade, ele está sem controle das rédeas e muitos estão dentro da carroça sem saber que são conduzidos por um animal desgovernado.

Confesso: fico apertado no banco da carroça e sou balançado de um lado para o outro nas curvas enquanto procuro o melhor local para me sentar. Aprendi a me adaptar ao mundo virtual até que ele se transforme novamente, pois cedo ou tarde o cavalo começa a voar.

A valorização do irreal

No início dos anos 2000 aconteceu o grande "boom" da internet. Eu morava em Cuiabá e tinha um amigo chamado André. Lembro de ir até a casa dele regularmente para usar seu computador, pois ainda não havia conexão na minha casa para que pudéssemos navegar no oceano virtual. Nós passávamos a noite inteira a conversar nas salas de bate-papo, pois todos no Brasil ficavam online para gastar apenas um pulso de telefone, que custava dezesseis centavos até seis horas da manhã. Naquela época, acessar a internet ocupava a linha telefônica da família, portanto, o horário ideal para desvendar o recém-inaugurado mundo virtual era durante a madrugada.

Assim foi o começo da minha vida digital. Alguns anos mais tarde surgiram as primeiras redes sociais e suas comunidades, que foram um divisor de águas para a minha geração. Ao facilitar a comunicação, conectou os jovens de todos os lugares, independentemente da distância. Durante essa fase, tudo era bem agradável, mas a internet logo se transformou em concurso de popularidade, no qual todos disputavam o título de mais relevante.

Quem tinha mais "amigos" em seu perfil online automaticamente era considerado a pessoa mais popular do grupo, portanto, era visto de forma diferente. Ter mais seguidores significava ser alguém legal e bastante querido, consequentemente, mais pessoas se aproximavam e tentavam se manter por perto.

Foi nesse momento que notei pela primeira vez a valorização do irreal.

Anos mais tarde, passei a trabalhar com harmonização facial e a viver no universo da estética. Ao utilizar as redes sociais depois de entrar nessa área, fui bombardeado por muitos conteúdos, então notei uma distorção. Percebi o desejo das pessoas de valorizar quem elas não eram. Para isso, elas tinham que ficar diferentes, e assim passar uma imagem distinta da realidade.

> Quando se vive uma dualidade de personalidades,
> sendo uma pessoa na internet e outra na vida real,
> a ilusão não se mantém por muito tempo.

A depressão ou uma crise de ansiedade são resultados comuns para aqueles que se entregam ao infortúnio de tentar ser quem não são.

É impraticável manter as duas personalidades e trazer para a vida social a pessoa que só existe na internet.

Percebi que todos mostravam somente uma vida feliz e perfeita. Casais perfeitos, famílias perfeitas, profissionais perfeitos... Fato é que as pessoas têm problemas e ninguém está imune a isso. Toda essa perfeição do mundo virtual começou a me incomodar, até que me afetou o suficiente para que a seguinte pergunta surgisse em minha mente: *Será que eu sou o único que não sou feliz? Será que só a minha vida é complicada?*

Decidi me afastar das redes sociais como manifesto pessoal. Eu pensava: *Isso não faz diferença na minha vida e está apenas me atrapalhando.*

Algum tempo depois, ouvi pela primeira vez o termo "alta performance" e fiquei ainda mais feliz com a minha decisão. Acordar todos os dias às cinco horas da manhã, ir à academia, estudar, trabalhar o dia todo e fazer sexo à noite inteira com sua esposa é um padrão que só existe na internet. O ser humano foi feito para procrastinar. O cérebro não aceita a ideia de gastar energia, por isso gostamos tanto de ficar na cama sem fazer nada. Essa é a nossa verdadeira natureza e, por razão, construímos rotinas cheias de altos e baixos. No entanto, ver essas pessoas perfeitas nas redes sociais nos faz sentir inferiores e até incapazes.

Ao me afastar de tudo isso, foi como me desintoxicar da incessante pressão por ser constante e infalível.

Por outro lado, a distância das redes sociais foi terrível, porque inevitavelmente me afastei do meu círculo social. Perdi contato com meus amigos e deixei de interagir com as pessoas que eram mais próximas. Passei a falar com elas esporadicamente e isso minou a nossa intimidade, enfraquecendo as minhas relações. Foi um período muito arriscado para a minha saúde mental, pois me senti bastante isolado e triste. "O ser humano é um ser social" (já dizia o filósofo Aristóteles na Grécia Antiga), e que precisa de interação. Deste modo, quando fiquei offline, perdi de vista todas as pessoas que realmente se importavam comigo.

Eu também havia abandonado as minhas redes sociais profissionais, e por isso precisei recomeçar minha carreira no ambiente online. Com meu afastamento radical, não aproveitei o momento de crescimento da internet. A minha manifestação de repúdio às redes sociais teve um preço, mas, com isso, descobri que o extremismo nunca é o melhor caminho e trouxe esse aprendizado também para a estética.

> O meio termo sempre tem uma solução melhor
> que os extremos e é assim que podemos
> trabalhar com as nossas fragilidades.

O olhar social e a percepção desse olhar à nossa volta são variáveis de acordo com cada geração. A geração dos millennials — nascidos entre 1981 e 1996 — viu de perto essa transformação social, que foi gradual e bastante positiva, mas muitas pessoas ainda têm dificuldades de realmente aceitar as mudanças. Já as gerações mais novas (os Geração Z), de pessoas que nasceram com o celular na mão, sofrem menos o impacto de uma transformação que já aconteceu, embora siga em constante evolução.

A tecnologia afetou profundamente a minha geração e ditou comportamentos, pois antes nos comunicávamos por telefone e pesquisávamos nos livros da biblioteca para fazer os trabalhos da escola. Atualmente, todo o conhecimento está disponível na palma da mão, em uma tela sensível ao toque, que nem sequer possui mais botões ou teclas. Todavia, os mais velhos têm uma construção pessoal bem mais real, pois crescemos ao lado dos amigos, diferente da geração atual, que vê o mundo através das telas. Mais uma vez, é possível constatar uma geração mais frágil, depressiva e ansiosa.

Quando minha avó falava que eu era lindo e maravilhoso, minha mãe falava o mesmo e ninguém dizia o contrário. Hoje, uma adolescente da geração atual publica uma foto que não está tão legal e milhares de pessoas podem comentar o que bem entenderem.

Não é nada simples lidar com tantas opiniões que influenciam escolhas e moldam o caráter de alguém em pleno desenvolvimento.

Ignorar um comentário negativo é bem mais fácil para quem sabe separar o mundo real do mundo virtual. Quando a visão social é meio incerta na Era Digital, a fragilidade criada pelas redes sociais tem de ser superada com profundo autoconhecimento e personalidade forte. Afinal, ninguém vive de likes!

---------------- ? ----------------

Sempre me perguntam o quanto as redes sociais são importantes no trabalho de um profissional da área da estética e respondo com a minha própria história.

Após me afastar das redes sociais, perdi o momento crucial de crescimento da internet que alavancou a carreira de muitos profissionais graças ao sucesso que obtiveram no ambiente online. Esse sucesso reverberou de tal maneira na vida dessas pessoas a ponto de me fazer compreender que havia perdido o bonde da história. Mas eu havia perdido mesmo ou será que ainda conseguiria correr atrás dele?

Resolvi tentar recuperar o tempo perdido e aprendi a usar o cenário digital a meu favor com a ajuda de um especialista em marketing digital. Sem saber como funcionava os algoritmos, os leads, o engajamento, contratar alguém para me ajudar a desvendar as redes sociais foi o que me colocou de volta no jogo.

Nunca fui adepto da produção de conteúdo, pois não tenho disposição para publicar fotos e vídeos todos os dias. Contudo, sabe-se que não existe uma maneira de crescer profissionalmente na atualidade se o profissional não estiver inserido no mundo digital. Logo, tive que encontrar o equilíbrio entre a minha forma pessoal de lidar com a internet e a forma desejada pelo mercado.

Quando comecei minha carreira na harmonização facial, fui trabalhar em uma empresa a convite de um amigo de faculdade. Ele se tornou bastante conhecido e a sua empresa se transformou na maior referência em harmonização no Brasil. Diante disso, nunca precisei trabalhar com as minhas redes sociais porque sempre tive muitos pacientes. No entanto, um dia decidi sair de lá e assumir um novo rumo para minha vida profissional. Meu desejo era deixar de ser o coadjuvante dentro do negócio para me tornar o protagonista, pois queria ser uma referência com a minha própria filosofia.

Reuni tudo o que aprendi e desenvolvi ao longo dos anos, e percebi que precisava entrar no mercado também pelo meio digital. Entrei de cabeça na internet, com uma rotina de postagens e conteúdos para que realmente tivesse visibilidade online. Meu objetivo era ganhar destaque como profissional, angariar mais pacientes, realizar cursos e difundir minhas ideias.

Confesso que não tenho o menor jeito para ser influenciador, mas entendi de uma vez por todas que pessoas se conectam com pessoas. Passei a expor minha vida como um minisseriado na internet, para que o meu público se conectasse comigo e não só com meu trabalho. Por mais que eu tenha os melhores casos e meu trabalho seja excelente, se as pessoas não se identificarem comigo nas trivialidades do dia a dia, dificilmente irão me seguir.

> As pessoas escolhem o profissional pelo seu trabalho, mas, principalmente, por quem ele é.

Estabelecer o uso saudável da internet foi importante para mim porque nunca me senti capaz. Quando via os outros profissionais exibindo seus carros de luxo nas redes sociais, pensava: *Será que preciso ser assim? Posso ter um carro legal porque eu gosto, mas será que preciso mesmo mostrar pra todo mundo. Preciso mostrar tudo isso?*

Finalmente entendi que padrão de sucesso não é mostrar que tem sucesso, mas, sim, mostrar resultados. Quando chegamos a um outro patamar espiritual é uma tendência natural entender que SER é muito mais importante do que TER, tudo depende de quais tipos de pessoas e relações você quer se aproximar. Usar roupas de marcas e acessórios cria uma barreira inicial sobre o SER, quero que pessoas se aproximem de mim pelo meu valor pessoal, e isso não é uma crítica a quem possui esse aparato, mas, sim, uma reflexão sobre onde o mundo se encontra, estando cada vez mais envolvido com futilidades e superficialidades nas relações. A felicidade pode ser bem simples e barata, nós é que acabamos por encarecer o trajeto para ela, e quando queremos o lícito da forma equivocada surge um espaço vazio que logo tentará ser preenchido com outras coisas. Não há problema em ser um milionário, mas o risco reside na pessoa que você deve se tornar para sê-lo.

É possível usar a internet de forma saudável e ser você mesmo. Dessa maneira, as pessoas certas se comunicarão com o seu trabalho e com a sua vida. Simples assim! Ao achar o meio-termo, entendi o meu valor e me posicionei corretamente no mercado.

REFLEXÃO

Qual a sua relação com a internet? Considera ser uma relação saudável? Como você baseia suas opiniões? Leva em conta o que realmente pensa ou pende mais para o que as outras pessoas pensam? A sua opinião é valorizada?

Construir a própria opinião e separá-la do consenso da grande massa pode ser mais complicado do que parece. Se espelhar em alguém da internet para se achar bonito, definitivamente não significa ser você mesmo. A imagem da influenciadora e seu nariz perfeito afeta como você realmente se vê ou apenas a forma como as outras pessoas lhe veem? Qual é a sua verdadeira personalidade? Pense sobre isso e encontre suas respostas. Depois de desvendar sua verdade, comprometa-se com ela.

CAPÍTULO 2

O império dos likes

A nova moeda de validação
social e certificação da beleza

> O coração do sábio, tal como o espelho, deve
> a tudo refletir, sem, todavia, macular-se.
>
> CONFÚCIO

Nos novos tempos de tecnologia e informação, a validação da opinião, da ideologia e da imagem acontece através dos "likes" — chamados, em português, de "curtidas". Nas redes sociais passaram a ser friamente contabilizados a fim de quantificar o que é bom e ruim, popular ou impopular. A beleza, antes subjetiva, começou a ser aferida pelos cliques em um botão de reconhecimento online que levanta cada vez mais discussões.

Para acalorar os argumentos do debate, o próprio desenvolvedor do botão de "like" do Facebook, Justin Rosenstein, preocupou-se com esse nível de repercussão das redes sociais e se afastou do mundo virtual depois de um tempo, pois se sentia muito preso àquele ambiente de constante aprovação e julgamento.

O "like" foi criado especificamente para que o algoritmo de programação das redes sociais pudesse saber e registrar o que o usuário gosta e, assim, identificar quais publicações são mais relevantes e devem ser entregues. Ao clicar no botão com polegar para cima, emite-se o sinal de que aquele tipo de conteúdo e sua ideologia trarão mais satisfação e adesão à rede social. Isso influencia as pessoas a viverem em uma bolha sem contato com opiniões contrárias e divergências, que são tão importantes para gerar discernimento, senso crítico e desenvolver mais profundamente o pensamento crítico.

O "like" se torna perigoso porque as pessoas são alvo de consumo das plataformas, e não o contrário. É o produto que a escolhe, e não mais a pessoa quem escolhe o produto. Além disso, alguns influenciadores e outras tendências transformaram a ferramenta em uma forma de certificar o corpo e a imagem que busca aceitação.

> A corrida pela popularidade nas redes sociais promove uma felicidade artificial para pessoas que deixam de viver sua vida pessoal em busca do reconhecimento no ambiente virtual. O "like" se tornou uma moeda de validação social.

Depois de algum tempo, surgiu até mesmo o termo "trocar likes", que significa uma nova forma de se relacionar online, por exemplo: quando alguém curte a minha foto, automaticamente curto alguma publicação dessa pessoa, para demonstrar que aprecio seu conteúdo e que desejo explorar nossa relação. Porém, as redes sociais deveriam ser uma forma de comunicação e lazer para serem usadas eventualmente, e não para que os usuários fossem aprisionados em um ciclo interminável de constantes publicações e interações a todo momento. Por disso, há um risco de que as pessoas estejam cada vez mais presentes no ambiente virtual do que no mundo real. Estar fisicamente nos lugares não é mais o bastante quando a mente abre as janelas de par em par e viaja por outros planos.

A experiência em carne e osso jamais pode ser equiparada ao contato virtual, pois são as conexões pessoais mais profundas que favorecem o verdadeiro encontro entre os seres humanos.

O julgamento na ponta dos dedos

Quando escrevo sobre o cuidado que devemos ter com as redes sociais, imediatamente lembro da série de TV *Black Mirror*. Ao assistir à ficção científica criada por Charlie Brooker, fui levado à reflexão pelo episódio "Queda Livre", no qual a protagonista tira uma foto do seu lindo biscoito com café, mas joga o alimento fora logo em seguida, porque o sabor era horrível. Na verdade, a foto ficou perfeita para publicar na sua rede social e os likes que receberia importavam muito mais do que o prazer da refeição.

Assim como os likes, a validação também acontece de forma matemática. Se tenho um grupo de cinquenta pessoas no meu círculo social, entre elas tenho cerca de oito amigos que realmente importam e têm opiniões relevantes. Já na internet, a opinião de inúmeras pessoas que cruzaram meu caminho uma única vez, ou talvez que eu nunca tenha encontrado pessoalmente — e que nem me conhecem de verdade — passa a contar para uma validação maior da minha imagem e das minhas ideias do meu lifestyle. Portanto, os usuários das redes sociais se dedicam a publicações que promovam essa validação, embora os likes não sejam um parâmetro fidedigno, uma vez que as pessoas do outro lado da tela podem não ter o conhecimento ou discernimento necessário para julgar um pensamento em meio aos seus próprios devaneios.

O mundo real não é um caminho de flores, e na internet não seria diferente. Algumas dessas centenas ou milhares de pessoas com quem nos relacionamos no ambiente online estão escondidas atrás do computador ou celular, prontas para distribuir ódio por aí, e até receberam uma denominação: "haters". Em tradução livre, os "odiadores" da internet estão livres pelas redes sociais e prontos para xingar e ofender as pessoas protegidos por um certo nível de anonimato.

> Toda e qualquer expressão de ideologia ou identidade tem de lidar com o peso do julgamento da internet.

Além de validar, as redes sociais também têm o poder de excluir, apesar de não existir um botão de "deslike". A ausência de interação em determinada publicação já representa uma "desaprovação" ou uma recepção ruim por parte de um público que não tem engajamento com aquele conteúdo. De acordo com os parâmetros da internet, inevitavelmente, o "like" é um validador que aponta o que dá certo e o que não dá. Quando o número de "likes" é baixo, a conclusão imediata é que algo não é bom o suficiente.

Algumas plataformas de vídeo como o YouTube disponibilizam o botão de "deslike", mas os desenvolvedores do Facebook descartaram a ideia por acharem o botão de desaprovação bastante excludente. Eles acreditaram que a opção daria mais voz aos "haters", para apontar o que eles consideram negativo. Embora funcione bem no YouTube, que é uma plataforma que os usuários acessam de maneira mais impessoal, no Instagram o cenário seria diferente, visto que as pessoas utilizam o tempo inteiro para se relacionar com amigos, familiares e colegas de trabalho.

Após todo o desenvolvimento do botão de "like", seu próprio criador diz que não se arrepende de tê-lo feito, mas sabe-se que existem alguns obstáculos para toda disrupção. Cabe aos futuros desenvolvedores guiar por qual caminho a sociedade passará a se relacionar nas redes sociais. Por enquanto, seguimos pelo caminho da bolha de informações no qual estamos sujeitos às "fake news" e ficamos aprisionados às publicações do time, religião e partido político de nossa preferência, por exemplo.

Esse formato de consumo do conteúdo é problemático porque limita o usuário a ter informações somente sobre aquilo que inicialmente lhe interessa, afetando seu senso crítico e conhecimento, sem acesso aos diferentes vieses de um tema.

O algoritmo das redes sociais sempre oferece o conteúdo específico para apoiar a teoria do usuário, que simplesmente assume que seu pensamento está certo, pois, aparentemente, todos pensam da mesma forma. Contudo, há um outro lado, inexplorado, que não é exposto para que o usuário não se aborreça e se sinta acolhido, permanecendo com sua rotina de acesso a sua a rede social preferida.

Outra característica poderosa do like é a sua capacidade de moldar o que as pessoas pensam antes mesmo de ler ou visualizar apropriadamente uma publicação. Inclusive, alguns tem o hábito de curtir um conteúdo ao ver o alto número de likes, para só então realmente consumi-lo. Por essa razão, a informação contida ali é bem menos significativa do que o número de polegares para cima.

O olho treinado para enxergar prioritariamente os números é um comportamento que se reflete diretamente na maneira com que os usuários das redes sociais avaliam publicações e julgam as outras pessoas. Ao entrar no perfil de alguém ou de alguma empresa, o olhar automaticamente é direcionado para a quantidade de seguidores, o que exerce um papel leviano de medidor de sucesso.

> Não há dúvidas de que a qualidade do conteúdo é importante na internet, mas a matemática dos likes e seguidores é o que dita as regras do jogo.

E a beleza? Onde fica nessa conversa?

O homem está à procura do belo durante toda a história da humanidade e, na internet, bonito e feio se confundem. O império dos likes é implacável com a estética dos corpos e os números das redes sociais significam a certificação da beleza, que não é mais individual e particular, mas um padrão que pode ser calculado. Para receber o certificado, todos os requisitos têm de ser atendidos.

Talvez o símbolo máximo desse contexto sejam as jovens mulheres que já foram chamadas de "blogueiras" durante o auge dos já ultrapassados blogs, mas que hoje são conhecidas como influenciadoras digitais e que amanhã serão substituídas por outra denominação do momento. Trata-se de uma nova profissão que ilustra perfeitamente o futuro do mundo virtual, e essas jovens têm ganhado muito mais dinheiro do que várias pessoas com seus mestrados e doutorados. Não vejo isso como um problema, pois cada um é livre para fazer o que quiser e consumir o conteúdo que achar melhor na internet. Talvez as novas profissões do futuro ainda nem existam, mas sem dúvidas a internet pode alavancar sua carreira em questão de semanas, dias, ou até mesmo horas, sendo você influencer ou de qualquer outra profissão.

Antigamente, a geração dos meus avós e até dos meus pais acreditava que, para ser bem-sucedido financeiramente, era preciso uma extensa formação acadêmica. Certamente as coisas mudaram bastante desde então. A visibilidade e o impacto mercadológico que é gerado pelos influenciadores faz com que a sociedade abrace a tendência estabelecida em forma de padrões de comportamentos. Por exemplo, a moça que se interessa por temas como maquiagem e cuidados com a pele sempre se incomoda com o seu rosto no espelho, pois há um ossinho na parte de cima do nariz que é um pouco mais avantajado. Apesar de ser uma característica absolutamente comum da anatomia, o incômodo ocorre porque todas as influenciadoras que ela vê diariamente nas redes sociais têm o nariz mais reto. A quantidade de likes no perfil de cada uma delas leva à conclusão de que são mais aceitas e desejadas porque a sua beleza é a ideal.

O desejo pela imagem perfeita em uma fotografia na rede social faz com que certas características naturais do corpo humano se tornem defeitos. Ao se comparar com o influenciador na internet, as pessoas despertam o desejo por uma melhor aparência, pois, inconscientemente, almejam ter o mesmo reconhecimento.

> O cuidado com a beleza aumenta a cada dia porque tudo é imagem. Todos querem ser vistos, desejados e servir de inspiração.

As pessoas querem estar bem e se sentir bonitas. E o que certifica que seu objetivo foi alcançado são os likes e a quantidade de seguidores. Ainda que só a beleza não seja determinante — a pose escolhida e a edição da foto interferem bastante no resultado —, as interações nas redes sociais fazem crer que aquele é o caminho certo.

Por outro lado, quando os números não correspondem ao esperado, presume-se que algo deu errado. Se a foto do rosto após a harmonização recebeu poucos likes, uma crise se instala e todo o procedimento passa a ser questionado. Em uma busca desenfreada por aceitação, as pessoas pagam perfis falsos para receber mais likes e angariar mais seguidores. O espelho parece que perdeu o sentido e o bem-estar da autoimagem só pode ser confirmado na internet por um pequeno grupo.

Não há nenhum problema em estar bem-apresentado, pois isso é extremamente importante na internet. No entanto, a preocupação com a beleza não pode fugir do controle. Existe uma procura incessante pela perfeição do corpo e do rosto e, em alguns casos, o que incomoda na aparência é imperceptível. O anseio descontrolado por tantas mudanças corporais não é mais uma questão física, mas emocional e psicológica.

Minha nova versão online

Na corrida pela validação da beleza, as redes sociais nos apresentaram os filtros para fotos e vídeos que embelezam e até transformam o rosto das pessoas no mundo virtual. Além dos filtros, existem também aplicativos específicos para fazer alterações na imagem da face a ponto de fazer as pessoas nem se reconhecerem. Cria-se, então, uma nova versão online que não corresponde à vida real.

Alguns filtros são muito interessantes, pois uniformizam a pele e deixam o rosto com um semblante mais saudável. Porém, filtros grosseiros só geram uma distorção de imagem na sociedade. O ambiente online que deveria refletir a realidade passou a ser povoado por avatares e não por pessoas de verdade.

Os cuidados que os profissionais da estética devem ter com os filtros são muito importantes. Não enxergo nenhum problema em aumentar um pouco a boca ou reduzir as manchas da pele em uma foto. Contudo, todos os limites são extrapolados quando o paciente chega ao consultório e pede para fazer uma harmonização facial que deixe seu rosto igual à foto com o filtro aplicado. Uma situação como essa é tão difícil porque se trata de realidade virtual, aplicativos e softwares que criam imagens impossíveis de serem reproduzidas na vida real.

Cada indivíduo tem uma condição biológica tecidual. A sua pele e outros aspectos físicos são particulares, por isso o tratamento estético é personalizado, ao contrário de um filtro que se adapta a qualquer imagem instantaneamente. Enquanto o profissional pode trabalhar alguns tipos de "peelings" — tratamento estético para remover as camadas superficiais da pele e estimular a renovação celular — e promover certa melhora, alguns filtros simplesmente acabam com todas as marcas de acne e todas as manchas de melasma em um estalar de dedos.

Sempre tive muito cuidado com esse tipo de paciente, pois a ajuda que ele precisa é de outra ordem. Embora seja minoria, eventualmente aparece alguém com esse perfil em meu consultório. Cada pessoa tem uma educação específica e enxerga a vida de um jeito, mas o conselho que costumo oferecer é que as relações que nós temos no mundo real sempre terão mais valor do que as opiniões dos demais nas redes sociais. Quando a imagem virtual passa a ser mais importante, existe um desequilíbrio.

O controle do uso das redes social é fundamental para evitar esse desequilíbrio. Definir o tempo de uso diário e refletir sobre o peso desse mundo virtual são ótimas maneiras de lidar de maneira responsável com a internet. Atualmente, a vida de muitos profissionais está diretamente ligada às publicações online, e o engajamento de cada uma delas é muito importante para o seu crescimento e exercício da sua atividade. Sem dedicação, não há como ter sucesso na internet, consequentemente, há direta influência no sucesso da vida real.

> Um conselho para quem deseja ter alcance na internet: seja o mais autêntico e transparente possível. Nunca tente ser quem você não é.

Ser de verdade é bem melhor do que vestir uma máscara, porque as máscaras sempre caem no fim do espetáculo. Infelizmente, muitos tentam manter um personagem na internet para seguir um arquétipo que vende melhor a sua imagem em seu ramo de atuação. Entretanto, ser duas pessoas ao mesmo tempo geralmente cria um conflito de posicionamento, uma tensão. Inclusive, muitos especialistas em marketing digital têm despertado para a naturalidade como a melhor forma de se relacionar com um público-alvo.

Pessoas se conectam com pessoas, e não com um arquétipo artificial de profissional bem-sucedido.

Não é somente o cabelo bem penteado e o terno alinhado que destacam um bom profissional entre o público que ele deseja alcançar. Estar bem-vestido e cuidado é de extrema importância para gerar uma boa primeira impressão, contudo, o que vem depois serve para confirmar tudo isso, pois essas pessoas se conectam com a sua história, sua linguagem, sua abordagem, e não apenas com a sua imagem. Agradar a todos não é importante, mas, sim, se conectar com o público certo. Lembre-se: nem Jesus Cristo agradou a todos! A melhor maneira de estabelecer essa relação é com autenticidade, personalidade e identidade, porque assim o mundo virtual e o real se aproximam.

Seja no universo virtual ou real, estar bem, apresentável, com aspecto jovem e bem-cuidado tem um resultado poderoso no círculo social. Todos têm atração por pessoas bonitas e gostam de conversar com pessoas confiantes e seguras. Por essa razão, os procedimentos estéticos são tão procurados para tratar alguns sinais do envelhecimento e assim devolver a autoestima e o otimismo de pessoas insatisfeitas diante do espelho. Nesses casos, a harmonização facial pode ser muito benéfica para restaurar a autoimagem e preservar a identidade.

Em contrapartida, há pacientes com pouco mais de 20 anos que não param de procurar procedimentos. Essa busca é realmente motivada pelo autocuidado ou pela influência de uma rede social e uma autoestima abalada? Encontrar a resposta correta para essa pergunta é muito difícil para os profissionais de estética, que têm de interpretar um complexo quadro cheio de gatilhos que interferem na intencionalidade dos pacientes.

Quando o paciente realiza com cautela e tranquilidade um procedimento recomendado pelo profissional, tudo tende a correr bem. Porém, quando já manifesta a vontade de fazer diversos procedimentos sem respeitar a periodicidade do processo e ainda pede por uma quantidade exagerada de alterações na harmonização, o que deveria ser benéfico passa rapidamente a ser nocivo.

Se existem possibilidades de tratamento, um profissional capacitado e responsável sempre as realizará com segurança em busca da melhor aparência dentro da individualidade de cada paciente. No entanto, é preciso analisar e compreender a busca de quem chega ao consultório. Muitas vezes, o profissional mais experiente que já está há anos no mercado tem o faro apurado para sentir se o desejo de mudança é apenas uma fantasia descabida.

Prefiro que o paciente chegue ao consultório com os dois pés atrás do que com os dois pés na porta. Conquistar aquele que está receoso e lhe mostrar a verdade da harmonização facial é bem mais fácil do que lidar com quem tem uma expectativa completamente irreal de transformação.

A expectativa irreal é fruto da ilusão das redes sociais, pois o espelho não basta mais para aqueles que já não conseguem distinguir e muito menos separar o online do offline.

Quando olhamos para o espelho, ninguém olha de volta. Já na internet, a repercussão da foto é o que importa. Por essa razão, muitos pacientes fazem essa comparação. Para a maioria deles, o resultado da harmonização facial é avaliado de acordo com as fotos que conseguem tirar e não a partir da imagem que veem no espelho. A aceitação do círculo de amigos e seguidores fala muito mais alto nos comentários da foto publicada do que a voz da consciência perante o próprio reflexo.

Não seria nenhum absurdo declarar que o império dos likes assumiu o papel do espelho na sociedade atual.

Enquanto o reflexo revela o nosso caráter de modo mais íntimo, as fotos atendem a preocupação que têm tirado o sono de boa parte das pessoas na internet: como a minha imagem é vista online? Vestir uma roupa e olhar para si mesmo se torna um hábito cada vez mais ultrapassado, pois o enquadramento online é o ângulo mais importante a ser visto. Antes, "sermos seguidos" nos assustava; hoje, tornou-se um objetivo.

---------------- ? ----------------

A maior dúvida dos pacientes que chegam ao meu consultório é sobre quão diferentes ficarão após a harmonização facial. Há um grande medo de se transformar a ponto de causar estranheza nas pessoas ou até mesmo que o seu círculo perceba a realização de procedimentos estéticos.

Os pacientes ainda querem se sentir eles mesmos, com poucas exceções de pessoas da nova geração que buscam algo mais radical. A mudança é um receio enorme para a maioria, pois o mundo virtual induz a uma padronização. Os procedimentos estéticos que perdem de vista a particularidade de cada paciente logo seguem os mesmo valores e ideias de imagem que não se comunicam com os traços de cada rosto, que é único e tem a própria harmonia a ser desvendada.

Em alguns casos raros, pacientes pedem por procedimentos que lhes deixem parecidos com a imagem gerada pelos filtros das redes sociais. Geralmente, são pessoas com algum transtorno psicológico que precisam de cuidado e orientação para que sua saúde e identidade visual seja preservada. Promover conscientização é essencial para que o grande público continue a buscar o profissional de estética e se sinta seguro com o seu trabalho.

REFLEXÃO

Quem tem mais valor? Sua imagem refletida no espelho ou suas fotos na rede social? Qual foi a última vez que conversou consigo mesmo em frente a um espelho? Você procura saber das pessoas ao seu redor, que se importam verdadeiramente com você, que lhe conhecem de verdade, como elas veem você? Quanto a opinião de seguidores virtuais te influencia? Como lida com essa influência? Você é autêntico no mundo virtual? E no mundo real, como você se vê?

Sugiro que pesquise mais sobre termos como: autenticidade, singularidade, individualidade e identidade, pois saber mais sobre esses aspectos inerentes a nós mesmos nos ajuda a nadar nesse oceano padronizado sem tanto risco de nos perdermos de nós mesmos.

CAPÍTULO 3

Diga-me quem tu segues e te direi como te cuidas

Os influencers da autoimagem,
autoestima e autocuidado

Se o homem buscasse conhecer-se
a si mesmo primeiramente, metade dos
problemas do mundo estariam resolvidos.
JOHN LENNON

A autoimagem é como uma reflexão íntima da imagem que vemos e projetamos de nós mesmos.

Quando nos referimos a autoimagem e autoestima, tocamos em assuntos muito interligados, pois a autoestima é, em sua essência, uma manifestação da concepção que temos de nossa autoimagem. Esta última, por sua vez, é a percepção de nossa própria essência. É como nos enxergamos ao olhar no espelho, como nos interpretamos nessa imagem refletida. É a história por trás daquilo que reflete no espelho, é a compreensão de quem somos e como nos vemos.

O olhar que lançamos sobre nós mesmos produz uma espécie de retrato, uma interpretação de nossa identidade visível e invisível.

A autoimagem, em certo sentido, representa a nossa verdadeira natureza, nossa autopercepção, mas, às vezes, essa interpretação não corresponde à realidade. Somos influenciados pela dinâmica familiar, pelo ambiente social e pelas interações com outras pessoas. Em alguns casos, enxergamos o "eu" de acordo com a perspectiva dos outros. Essa perspectiva pode ser limitada, imprecisa ou até mesmo distorcida, e é nesse cenário que reside a semente da autoestima. Ela cresce e é moldada a partir desse retrato.

A autoestima é o eco da autoimagem.

Uma autoestima saudável surge quando a autoimagem é positiva, quando nos percebemos com amor, confiança e aceitação. É a pessoa que reconhece suas qualidades, acredita em si mesma, confia no que faz e se orgulha do corpo e da mente que possui.

> A autoimagem é a lente pela qual enxergamos
> a nós mesmos e, quando ajustada para o foco
> certo, ela cria uma autoestima forte e positiva.

Em contrapartida, uma autoestima fragilizada encontra suas raízes em uma autoimagem malformada. A construção dessa autoimagem pode ter sido prejudicada por inúmeras influências, o que resulta em uma percepção errônea de quem somos. A autoestima enfraquece quando a autoimagem se torna deturpada, quando o reflexo do espelho não coincide com a nossa essência real. A sequela é uma autoestima deficiente, que nos faz questionar nosso próprio valor e nos leva a buscar validação externa.

A interdependência entre autoimagem e autoestima é notável. A percepção que temos de nossa autoimagem molda nossa autoestima de forma que impacta em como nos sentimos e do valor que nos damos.

Uma autoimagem positiva frequentemente conduz a uma autoestima elevada, enquanto uma autoimagem negativa pode sabotar a autoestima, gerando dúvidas e inseguranças.

É nesse ponto que entra o autocuidado como uma consequência do que a nossa autoestima nos diz. Ele se origina de um sentimento que está enraizado no amor-próprio e na confiança. Quando temos uma autoestima saudável, nosso autocuidado é um ato de amor e preservação. Logo, buscamos cuidar de nós mesmos não por desespero, mas por um desejo genuíno de manter a nossa vitalidade e bem-estar.

Por outro lado, o autocuidado pode ser contaminado em uma busca impulsionada por uma autoestima em ruínas. Quando a autoimagem está distorcida e a autoestima é frágil, procuramos meios externos para preencher o vazio. Nesse caso, o autocuidado pode reverberar na procura de procedimentos estéticos e transformações físicas. O desejo de receber a aprovação e validação das pessoas se confunde com a busca pela autoestima que conduz as suas ações.

A jornada da autoestima

A jornada pela autoestima é complexa, multifacetada e nem sempre seguimos esse caminho por nós mesmos. Frequentemente escolhemos o autocuidado para sermos vistos e valorizados pelos demais. A autoestima, em última instância, tem a ver com a maneira como nós nos percebemos e como permitimos que os outros nos percebam. Trata-se de um jogo delicado no qual o jogador pode jogar com a plateia, a fim de ser notado, reconhecido e considerado importante.

Perceber que a autoimagem, a autoestima e o autocuidado estão entrelaçados é um grande aprendizado. A autoimagem é um mosaico construído pelas percepções do círculo social que estamos inseridos, e isso influencia na nossa autoestima. Por sua vez, a autoestima direciona nossa busca pelo autocuidado, mas a beleza de tudo isso está na transformação que esses processos podem desencadear.

Quando interagimos com as complexidades da autoestima e da autoimagem, entramos em um território profundo e significativo nos quais podemos ser os catalisadores da mudança na vida das pessoas.

Não se trata apenas de estética, mas sim de uma jornada de autodescoberta, autoaceitação e empoderamento.

Quando ajudamos alguém a reconstruir sua autoimagem, de certa forma, remodelamos sua autoestima e, consequentemente, impactamos diversos aspectos de sua vida. No entanto, devemos lembrar que a busca desenfreada por validação externa pode se tornar um labirinto emocional. A autoestima verdadeira deve nascer de dentro, do reconhecimento da nossa própria essência.

Quando abordamos a estética como um instrumento de transformação interior e exterior, oferecemos mais do que uma mudança superficial. Na verdade, contribuímos para uma metamorfose que pode afetar relacionamentos, carreiras e o modo como nos vemos em um mundo repleto de olhares críticos.

Portanto, a relação entre autoimagem, autoestima e autocuidado é uma dança complexa e maravilhosa. É uma viagem de autodescoberta, aceitação e crescimento pessoal. À medida que exploramos essa interligação, descobrimos que não se trata apenas de uma busca por beleza exterior, mas, sim, de uma jornada rumo ao entendimento mais profundo de nós mesmos e de como nos encaixamos no mundo ao nosso redor. Um mundo imperfeito contendo pessoas em construção, portanto, imperfeitas.

A autoimagem anseia pela perfeição

Aprofundar-se na busca incessante pela perfeição é uma decisão que, por diversas vezes, desdobra-se em um intricado labirinto de desejos e expectativas. A busca pela autoimagem se confunde com o desejo de alcançar o "perfeito", um ideal completamente ilusório, principalmente em um mundo virtual no qual a imagem parece reinar absoluta.

Diante disso, a noção de perfeição requer uma reflexão mais densa. Enquanto as pessoas anseiam por um requinte que não é tangível, é essencial entender que, no vasto esquema do universo, a perfeição é rara e sublime, encontrada na magnificência da criação divina e na harmonia da natureza. É um reflexo das imperfeições que permeiam nossa existência humana.

A busca pela perfeição facial e a ânsia por atingir padrões irrealistas podem levar a um caminho de frustração e insatisfação. Às vezes, a ideia de perfeição incita uma busca por procedimentos estéticos incessantes, na esperança de alcançar uma autoestima considerada "perfeita". Todavia, essa busca pode nunca ter fim, visto que a perfeição externa nem sempre se traduz em contentamento interno.

> A verdadeira perfeição reside em cada pessoa, na sua personalidade e particularidades. Não se deve buscar uma imagem espelhada de outrem, mas celebrar tudo aquilo que faz de cada um de nós um ser distinto.

A partir disso, a perfeição é alcançada quando se está em paz consigo mesmo, quando se cultiva a autoaceitação e o amor-próprio. Isso se chama integridade. Ter uma boca ou nariz perfeitos, por exemplo, deve ser visto como um desejo de aprimorar características únicas em vez de perseguir uma ilusão irreal. A boca daquela renomada atriz que é um símbolo de beleza pode ser admirável, mas a boca de outra pessoa comum, com suas próprias características, é igualmente especial.

O ideal da perfeição não deve eclipsar a individualidade. A verdadeira beleza emerge quando pontos fortes são realçados e características únicas são valorizadas. É nesse ponto que a estética encontra a psicologia, a harmonia entre a imagem externa e o bem-estar interno.

A beleza genuína jamais será alcançada ao se tornar uma cópia de algo ou alguém, mas somente ao revelar a melhor versão autêntica de si mesmo.

A integração da estética com a psicologia desempenha um papel vital nesse processo. Encontrar o equilíbrio entre a busca pela melhoria estética e a preservação de traços naturais é uma dança delicada e significativa. Ao considerar a interseção entre estética e psicologia, percebemos que a autoimagem, autoestima e busca pela perfeição estão intrinsecamente ligadas, e é nessa compreensão que reside a chave para uma transformação profunda e duradoura.

A perfeição não é, portanto, uma máscara que tentamos encaixar, mas um entendimento interno que abraçamos. Ao adotarmos uma abordagem que celebra nossa individualidade e nos esforçamos para aprimorar nossas características naturais, estamos alinhados com uma noção de perfeição mais profunda e verdadeira. A trilha em direção a essa perfeição autêntica é uma oportunidade de crescimento e autodescoberta que transcende a superficialidade para abraçar a essência de quem somos.

O impacto da tela na vida social e familiar

Retomando as reflexões dos capítulos anteriores, é inegável o colossal impacto que as redes sociais têm sobre nossa autoimagem, autoestima e autocuidado.

A era contemporânea trouxe consigo um poderoso instrumento de conexão global, mas também uma janela ampliada para a construção da nossa identidade virtual. As dinâmicas sociais, antes atreladas a interações familiares e presenciais, agora se encontram entrelaçadas com o mundo digital, o que demanda uma análise mais profunda do seu efeito na nossa saúde mental.

As redes sociais se tornaram uma constante na vida das pessoas. Atualmente, é comum testemunhar crianças que, durante refeições em família, estão imersas no universo virtual com seus olhos fixos em telas brilhantes. Essa crescente exposição ao mundo online influencia diretamente a construção da realidade e identidade das novas gerações.

O que antes era modelado pela orientação dos pais, agora é fortemente moldado pelas impressões digitais que permeiam as plataformas de mídia.

O julgamento de pares virtuais se tornou um fator determinante na formação da autoimagem. Se antigamente as palavras de apoio dos pais eram o alicerce da autoestima, hoje elas são frequentemente encobertas pelos comentários e críticas de colegas no ambiente online. O peso das interações virtuais pode ser avassalador e influenciar a percepção que temos de nós mesmos a ponto de impactar diretamente a autoestima. Além disso, o tempo gasto nas redes sociais frequentemente se traduz em menos interações sociais face a face, um fenômeno comprovado pela neurociência que aponta o afastamento das conexões humanas presenciais e até mesmo o desenvolvimento de doenças neurodegenerativas em pessoas mais velhas.

A busca incessante por curtidas, seguidores e validação online pode obscurecer a importância vital das relações interpessoais reais.

Dentro desse contexto, surgem os influenciadores digitais, figuras que frequentemente estabelecem padrões de beleza e estilo de vida. O ser humano tem a tendência natural de pertencer a grupos e a era das redes sociais só amplificou esse impulso. Os influenciadores se tornaram ícones de referência para muitos, ofuscando até mesmo o papel tradicional dos pais. A necessidade de se encaixar e ser aceito por esse grupo virtual comumente supera a orientação parental, o que influencia diretamente nas escolhas de autocuidado.

Entretanto, a escolha de quem seguir e a influência que permitimos em nossas vidas é uma decisão crucial. Antes de clicar em "seguir", é essencial considerar porque tomamos essa decisão. Assemelha-se à escolha de quem convidamos para nosso ciclo social offline. Devemos questionar: "Essa pessoa ou esse conteúdo estão alinhados com meu estilo de vida e valores? Ou estou seguindo cegamente uma tendência passageira?". Ao sermos criteriosos em nossa escolha de influenciadores, podemos nos proteger da armadilha de tentar ser alguém que não somos.

> Buscar autenticidade e conteúdo substancial significa valorizar não apenas o que é belo por fora, mas o que é verdadeiramente enriquecedor por dentro.

O desenvolvimento da autoestima e a construção da autoimagem não devem se submeter às superficialidades que as redes sociais podem promover. O cuidado com quem seguimos é um exercício consciente de proteger nossa autoestima e sanidade mental. Afinal, somos o produto do que consumimos.

Com discernimento, podemos aproveitar as redes sociais de forma mais saudável, transformando-as em ferramentas de crescimento e inspiração, ao invés de fontes de pressão, cobranças irreais e insatisfação. Ao fazer essa escolha consciente, estamos fortalecendo nossa autoestima e promovendo a autenticidade no complexo mundo das conexões virtuais.

À medida que as pessoas são expostas ao mundo virtual, é natural que comecem a questionar sua própria vulnerabilidade às influências desse mundo. A questão que se impõe é: "Será que é possível medir essa suscetibilidade? Quando toca o alerta? Onde pisca o sinal vermelho?" A resposta que ecoa é o tempo de tela.

O dispositivo que, com frequência, temos nas mãos, tem um poder extraordinário sobre a nossa percepção e autoestima. Quantas vezes nos flagramos imersos em uma interminável rolagem por memes, piadas e trivialidades, apenas para perceber que poderíamos ter utilizado esse tempo para algo mais produtivo? O tempo de tela é um termômetro que indica a nossa suscetibilidade às influências digitais. Quanto mais tempo investimos, mais estamos propensos a ser bombardeados por uma miríade de mensagens e imagens que impactam sutilmente a nossa visão de mundo.

Definir limites para o tempo gasto em frente às telas se revela crucial. O Instagram, por exemplo, tornou-se tanto uma ferramenta de trabalho quanto um espaço de relacionamento. Contudo, encontrar um equilíbrio entre a presença online e offline pode ser desafiador. O apelo das notificações, dos seguidores e das mensagens muitas vezes nos impede de reconhecer quanto estamos expostos às influências externas.

O momento de alerta acontece quando percebemos que nossa autoestima e autoimagem passaram a ser moldadas por padrões irreais e distorcidos e nosso tempo conosco foi comprometido pelo tempo de tela.

A internet, em sua extensa e interconectada complexidade, volta e meia nos apresenta uma realidade retocada. Ninguém publica suas imperfeições, suas lutas e inseguranças. Ao invés disso, somos inundados por imagens de corpos esculpidos e vidas perfeitas, o que leva a um ciclo perigoso de comparação e autocrítica. O efeito pode ser devastador e levar à erosão de nossa autoestima.

Um exemplo notável disso é a ênfase na busca por um abdômen "tanquinho" ou "trincado". Observamos esses corpos exibidos na internet, e com o tempo, começamos a acreditar que isso é normal, quando, na verdade, é a realidade de uma minoria. Como um pescador em um rio digital, quanto mais observamos determinada coisa, mais ela se torna o nosso conceito de normalidade. A frase "Diga-me quem tu segues e eu te direi como te cuidas", do início do capítulo, resume esse fenômeno de maneira concisa. Por meio das pessoas e dos conteúdos que escolhemos seguir, delineamos um perfil de cuidados e valores. A escolha de seguir alguém reflete não apenas nossos interesses estéticos, mas também nossos valores e ideologias. O algoritmo, atento às nossas preferências, guia-nos para um cenário onde o que vemos e aceitamos como normal é moldado por nossas escolhas digitais.

Porém, a internet é uma ferramenta de dois lados, como uma faca de dois gumes. Com consciência e escolhas bem fundamentadas, podemos transformá-la em uma aliada para o nosso crescimento pessoal e mental. Ao nos afastarmos das influências vazias e superficiais, podemos buscar conexões autênticas e conteúdo de grande valor.

Ao escolher sabiamente quem e o quê nos cerca no mundo virtual, moldamos nosso caminho digital em direção a uma autoimagem e uma autoestima saudável e construtiva, baseada na realidade e no autocuidado voltado para nossas reais necessidades e particularidades. E nesse leque de escolhas também estão incluídos os profissionais que serão seguidos e procurados na busca de uma beleza saudável e autêntica.

_____ ? _____

Ao explorarmos os meandros da harmonização facial, nos deparamos com uma série de dúvidas que ecoam diariamente. Essas interrogações capturam as ansiedades e os anseios daqueles que almejam essa trajetória de autotransformação.

Uma das indagações recorrentes dos pacientes que ressoa em meus ouvidos no consultório é: "Doutor, eu vou mudar muito? Não quero mudar!". Essas palavras, carregadas de preocupação, têm ecoado com intensidade em minhas consultas recentes. A relutância em se submeter a alterações drásticas é um receio quase palpável. Muitos expressam o desejo de realizar procedimentos, mas temem ficar muito diferentes, quase como se tivessem se transformado em uma folha em branco onde outros riscarão suas linhas.

A apreensão que se manifesta é também alimentada pelas imagens impactantes que permeiam a internet. Os comparativos de "antes e depois" desencadeiam um sentimento de temor, levando muitos a questionar se o preço da transformação não é alto demais. As imagens são postadas sem contexto, sem mencionar o inchaço inicial ou o período de recuperação. Isso frequentemente faz com que as pessoas interpretem os resultados da forma que lhes convém, o que gera incertezas e questionamentos.

A prevalência dessas mudanças dramáticas no mundo virtual instiga uma sensação de apreensão no que tange à harmonização facial. "Doutor, eu não quero mudar. Não desejo ser confundido com outra pessoa. Isso não é o que procuro." Essas palavras encapsulam um receio enraizado nas mentes daqueles que pertencem à geração mais antiga. O temor de que a harmonização facial resulte em uma metamorfose radical parece ser a maior preocupação entre eles.

Entretanto, é crucial compreender que esse medo não está necessariamente relacionado ao profissional responsável pelo procedimento ou à técnica empregada. A apreensão reside mais na magnitude das mudanças que são frequentemente testemunhadas online, o que leva muitos a se questionarem sobre a identidade que estão prestes a assumir.

No entanto, é interessante notar que as gerações mais jovens abordam essa questão de maneira diferente. Aqueles que pertencem a esse grupo não parecem compartilhar da mesma aversão à mudança. Eles entram no consultório com uma abordagem mais aberta e afirmam: "Doutor, quero esse procedimento porque vi um caso semelhante e fiquei impressionado com os resultados positivos". E assim observamos uma divisão geracional na abordagem das preocupações relacionadas à harmonização facial.

A geração mais jovem abraça a possibilidade de transformação com entusiasmo, enquanto a geração mais antiga mantém um olhar atento e teme a perda total de suas características pessoais.

Em meio a essas diferenças, fica claro que, independentemente da idade, a busca por autoaperfeiçoamento e confiança permanece uma força motriz constante.

REFLEXÃO

Ao concluirmos este capítulo, convido você a mergulhar em uma reflexão mais extensa, uma pergunta que ecoará em sua mente, convidando-o a sondar as profundezas de sua própria jornada interna.

Pergunto: você já se deteve para contemplar como sua autoestima foi forjada? Como os alicerces dessa relação consigo mesmo foram moldados ao longo do tempo? As respostas a essas perguntas desvendam segredos que moldaram sua autoimagem, suas convicções sobre valor próprio e como você se enxerga no espelho da existência.

As memórias de amor e elogios que recebeu, ou até mesmo as cicatrizes do passado, são como pedras fundamentais em sua construção interna. Reflita sobre os momentos em que foi aplaudido ou ridicularizado, sobre os desafios que enfrentou no universo escolar. Esses fragmentos do passado, muitas vezes inscritos no cerne de sua psique, delineiam a maneira como você percebe sua autoestima hoje.

Contudo, permita-me lançar a pergunta essencial: ao se olhar, você se ama verdadeiramente, com todas as suas nuances e peculiaridades, ou sente que precisa adicionar mais camadas para se sentir pleno? Quaisquer dúvidas que possam surgir são a chave para desvendar a complexidade da sua autoimagem.

A busca incessante por padrões de beleza, as necessidades de pertencimento e desejo por aprovação podem nos fazer questionar: você anseia por possuir o carro do ano porque isso traz genuína satisfação ou por que deseja reforçar seu sentimento de desejo e importância? Nessa busca incessante por validação, a linha tênue entre a estética superficial e a profundidade da autoestima se desfaz.

Convido você a fazer uma pausa e contemplar. Encare o espelho de sua alma com sinceridade e gentileza. Olhe para si mesmo e diga: "Eu amo você". Sinta a profundidade dessa afirmação reverberar em todo o seu ser. A verdadeira autoestima surge quando nós nos amamos sem condições, quando abraçamos nossa essência em sua totalidade.

A transformação estética, embora possa ser uma ferramenta poderosa, deve ser utilizada com discernimento.

Se você deseja fazer mudanças, olhe para o motivo por trás delas. Será que busca aprimorar sua autoestima ou almeja apenas se adequar aos padrões impostos? A resposta a essa pergunta carrega a essência de sua autoestima, iluminando a forma como você se construiu ao longo dos anos.

Portanto, reflita, medite sobre essas questões que desvelam as complexidades de sua autoestima, da sua autoimagem. Busque entender se as suas ações são guiadas pelo desejo legítimo de cuidado consigo mesmo ou por uma busca incessante por aprovação externa.

Ao explorar as entranhas de sua autoestima, você abre as portas para uma compreensão mais profunda do seu ser, da sua busca por aceitação e amor incondicional.

PARTE 2

A BELEZA NO CASULO

CAPÍTULO 4

Quem é o profissional de harmonização facial?

O procedimento estético inicia na escolha de um bom profissional

A grandeza de uma profissão é talvez, antes de tudo, unir os homens: não há senão um verdadeiro luxo e esse é o das relações humanas.

ANTOINE DE SAINT-EXUPÉRY

Ao adentrar o ramo da harmonização facial, é fundamental explorar os conceitos de profissionalismo e ética nessa fascinante área de atuação.

A harmonização orofacial, uma disciplina que encontra suas bases regulamentares no Conselho Federal de Odontologia (CFO), assume o dentista como seu legítimo mestre. No entanto, a estética em geral propriamente dita é um campo aberto a médicos, biomédicos, esteticistas e outros profissionais, criando uma teia de possibilidades interdisciplinares.

O cerne da questão reside na interseção entre a arte da harmonização e a ciência do profissionalismo.

> Aqueles dedicados à arte da estética e harmonização enfrentam a tarefa de equilibrar o desejo estético com a saúde emocional e física de seus pacientes.

Aqui, o profissional não apenas aprimora traços físicos, mas também se torna um catalisador da autoestima, buscando compreender se o anseio pela mudança estética é um mero desejo ou um sinal de algo mais profundo, como uma patologia ou transtorno psicológico.

A habilidade de discernir entre estas motivações é crucial. O profissional deve distinguir entre expectativas realistas e aspirações irreais. Por vezes, os pacientes trazem consigo uma imagem mental de seus objetivos estéticos, almejando algo que pode não ser alcançável pela realidade. Aqui, a escuta ativa se torna uma ferramenta indispensável, capaz de desvendar os anseios do paciente e identificar os sinais de problemas.

A ética se torna um farol orientador nesse trajeto. O profissional deve saber quando resistir às pressões externas, incluindo motivações financeiras que poderiam levar a procedimentos inadequados. A linha que separa o que é ou não possível deve ser clara, e a responsabilidade ética assume o papel de guia.

> Oferecer ao paciente uma visão franca e realista
> é mais do que um dever, é um compromisso
> com a sua saúde física e emocional.

A harmonização facial transcende as fronteiras da estética para se transformar em uma jornada de profissionalismo e ética. À medida que os praticantes exploram as nuances dos desejos de seus pacientes, eles não apenas moldam contornos físicos, mas também impactam a vida e a autoimagem das pessoas. A busca pela beleza se entrelaça com o cuidado sensível, transformando a prática em uma busca por autenticidade e bem-estar.

Estética humanizada

A harmonização facial não é apenas uma arte técnica; é a maestria na conexão humana, onde a escuta ativa é a batuta regendo a sinfonia da transformação.

A busca pelo sucesso na harmonização facial transcende os domínios técnicos e se funde com a habilidade de **se conectar** verdadeiramente com os desejos, sonhos e esperanças daqueles que buscam por transformações estéticas. Entre a vastidão de conhecimentos e técnicas que podem ser aprendidas em cursos, reside uma habilidade que não pode ser compreendida em lições predeterminadas: a **escuta ativa**.

A perfeição na prática clínica é alicerçada na capacidade de ouvir mais do que falar. Olhar além das linhas e contornos para alcançar a essência da pessoa que busca transformação. Entender a sua história é o coração da conexão entre profissional e paciente.

O caminho para o profissionalismo não se limita ao aprimoramento técnico, mas se estende à construção de relacionamentos genuínos. Ao entrar em seu consultório, o paciente não busca apenas procedimentos estéticos, mas, sobretudo, confiança. O ato de gerar laços, criar uma atmosfera confortável e compartilhar momentos de vida estabelece a base para uma relação de cumplicidade e confiança que vai além dos limites clínicos.

A harmonização facial, embora incida sobre as feições visíveis, transcende a superfície. Assim como um iceberg no oceano, a porção exposta é apenas uma pequena parte da complexidade que repousa abaixo do nível da água. Entender as camadas submersas da vida do paciente — trabalho, família, personalidade — permite ao profissional trazer uma perspectiva mais humana aos procedimentos. Essa visão panorâmica permite adaptações cuidadosas para cada indivíduo, minimizando julgamentos externos e maximizando resultados.

O profissional de sucesso na harmonização facial transcende a mera busca pela estética superficial. O foco deve estar na estética com propósito, no aprimoramento que fortalece a autoestima, não apenas o físico. Cada interação leva em consideração a vida, o estilo e os desejos do paciente, guiando o profissional para uma **abordagem personalizada** e minimalista, onde menos é mais.

O verdadeiro sucesso profissional é a fusão do **aspecto técnico com a humanização**. O profissional que transcende a excelência técnica, aquele que se torna uma figura confiável e familiar para seus pacientes, é o arquiteto da confiança. Nenhum curso pode ensinar o calor da empatia, a paciência para ouvir e a capacidade de conexão.

> O profissional de sucesso é aquele que tece laços de amizade a fim de promover uma experiência que vai além da busca pela beleza e alcança a essência da alma humana.

A busca pela excelência não se resume à técnica isolada, mas à habilidade de ver além das feições, ouvir além das palavras e criar uma conexão que transforma procedimentos em histórias de confiança e autoestima. Assim, o profissional de sucesso na harmonização facial emerge não apenas como um mestre de seu ofício, mas como um guia de confiança em uma jornada estética e emocional.

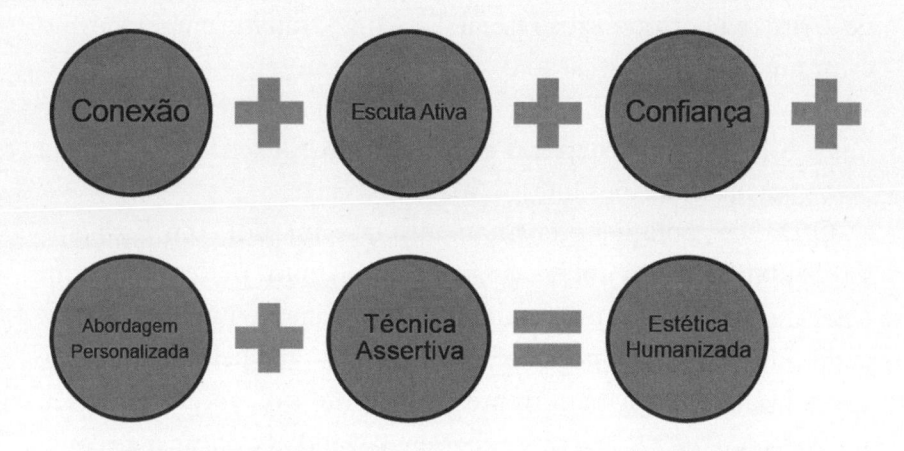

Conexão + Escuta Ativa + Confiança + Abordagem Personalizada + Técnica Assertiva = Estética Humanizada

O atendimento humanizado

O verdadeiro propósito da harmonização facial não reside apenas na técnica, mas na capacidade de criar laços genuínos que são maiores que a beleza. Mas como se dá a abordagem na prática?

É muito importante iniciar o contato com uma **saudação calorosa e pessoal**. Ao receber um paciente, a minha primeira pergunta é: "Olá, tudo bem? A que devo a honra da sua presença nesse dia lindo? Como posso te ajudar?". Essas simples palavras quebram o gelo, assim como estabelecem a base para uma conversa íntima.

Para criar uma conexão autêntica com meus pacientes, recomendo o livro transformador que moldou a minha abordagem e me serviu como o guia, *Como Fazer Amigos e Influenciar Pessoas,* do escritor estadunidense Dale Carnegie. Este livro reverbera que demonstrar interesse sincero nas pessoas é a chave para forjar relacionamentos sólidos.

O profissional que se conecta com seus pacientes, com a vontade real de conhecer e compreender quem eles são, está destinado a trilhar um caminho de sucesso.

No início de cada consulta, priorizo a criação de um ambiente **acolhedor**, onde os pacientes não são apenas rostos, mas seres humanos com histórias únicas. A consulta leva em média de 40 a 50 minutos, tempo em que **converso** sobre os interesses e a vida do paciente antes de abordar a harmonização facial. Esse investimento em tempo não é em vão, é uma construção de relacionamento que perdurará.

Essa abordagem de atendimento se baseia em ouvir mais do que falar. A **linguagem corporal e a atenção real** exercem uma força poderosa nas conexões interpessoais.

Certa vez, apliquei o ensinamento que aprendi com Carnegie para lidar com um colega de trabalho. Assim, pude ajudar um colega a superar um obstáculo com um paciente mais complexo, deixando-o em uma posição de admiração e respeito. Em vez de corrigir a sua técnica em frente ao paciente, colaborei para o seu sucesso com discrição e essa experiência validou a eficácia de construir pontes por meio da empatia e da compreensão. Ao estender a mão para ajudar um colega com uma tarefa, quando poderia ter simplesmente assumido o seu lugar, acabei por construir uma relação de credibilidade e respeito tanto com meu colega quanto com o seu paciente. Escolhi não desfilar meu conhecimento, mas sim criar um espaço onde a parceria florescesse. Isso mostra que o sucesso não é medido apenas por dominar as técnicas, mas também por como nos conectamos e colaboramos com os outros.

No final das contas, o sucesso na harmonização facial é uma mistura equilibrada de habilidades técnicas e conexões humanas, e esse é o caminho para aqueles que desejam transcender as fronteiras de um profissional meramente técnico.

Por meio da **empatia**, do **interesse verdadeiro** e da **construção de relacionamentos**, o profissional pode se elevar a um novo patamar, tornando-se não apenas um especialista, mas um amigo e confidente para aqueles que buscam por transformação.

> A harmonização facial se enriquece não apenas
> com a técnica, mas com a humanidade que
> está por trás de cada procedimento.

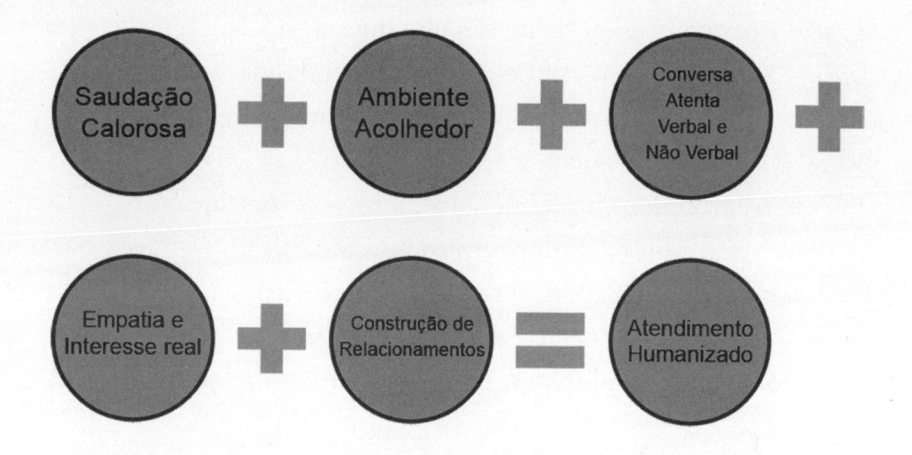

Saudação Calorosa + Ambiente Acolhedor + Conversa Atenta Verbal e Não Verbal + Empatia e Interesse real + Construção de Relacionamentos = Atendimento Humanizado

O profissional e a estrutura do atendimento

A verdadeira medida do sucesso não está nas aparências, mas na autenticidade e conexão que o profissional estabelece com os pacientes e consigo mesmo. No cenário em constante evolução da harmonização facial, a busca pelo profissional bem-sucedido é uma trajetória que demanda completude. O perfil do profissional ideal consiste no desenvolvimento da capacidade crucial de se manter **atualizado com as inovações tecnológicas**, pois é preciso estar em sincronia com o progresso para não ficar para trás em um campo que está em constante transformação.

Em contrapartida, acredito que o conceito de que a **formação acadêmica** é o único indicador de sucesso precisa ser revisto. Ser um biomédico, médico ou dentista não é o que define um profissional de qualidade. Em vez disso, a **competência** é o verdadeiro critério de distinção. Independentemente da área de formação, o sucesso é moldado pela capacidade de realizar procedimentos com eficiência e segurança.

Entre os mitos da harmonização facial está o questionamento acerca da sabedoria dos dentistas na área da estética. Infelizmente há percepções equivocadas de que os dentistas não têm a habilidade técnica necessária. Baseado na ampla formação em anatomia facial que os dentistas recebem, eles têm uma capacidade natural para realizar procedimentos estéticos faciais. Além disso, a competência não está vinculada à profissão, mas à **dedicação** e à **habilidade individual** de cada profissional.

Um dos princípios fundamentais é a importância de não apenas aprender a realizar procedimentos, como a resolver problemas decorrentes desses procedimentos. A capacidade de **identificar e solucionar intercorrências** é essencial. O profissional deve ser equipado para reagir com precisão e rapidez, garantindo a segurança e satisfação do paciente.

As representações estereotipadas do profissional de sucesso devem ser desafiadas! Será que a imagem de alguém que dirige um carro luxuoso, veste roupas de grife e ostenta uma aparência meticulosamente cuidada representa mesmo o verdadeiro sucesso? Em lugar de vender uma imagem de superficialidade, a autenticidade é um valor mais importante. No mundo da harmonização facial, o êxito reside em como os pacientes se conectam com a personalidade real do profissional, não em suas posses ou aparência.

A definição de sucesso e prestígio é ampla e variada. Portanto, não deve ser medida pelo que se tem, mas sim por quem se é e como se vive. O profissional bem-sucedido busca a autenticidade e a conexão com os seus pacientes, e não a aprovação superficial.

> A tendência de seguir arquétipos artificiais ditados pelo mercado sufoca e enfraquece a busca pelo valor intrínseco do profissional competente.

Apaixonar-se pelo processo, abraçar o momento presente e encontrar alegria em cada etapa de sua carreira contrapõe a visão estreita do sucesso como algo tangível no futuro. Ao redescobrir a beleza de viver o agora de maneira autêntica, é possível se apaixonar pelo processo que conduz ao verdadeiro sucesso e à satisfação.

Na escada do sucesso, os principais degraus são a **dedicação genuína**, o **acompanhamento atencioso** e a **busca pelo bem-estar** de cada paciente para além dos procedimentos.

Também é necessário ressaltar que em relação aos aspectos práticos, a **rotina de preparação do profissional** de harmonização interfere na sua abordagem.

A chave para uma preparação eficaz é a distribuição equilibrada do tempo. É entender que há um momento para o trabalho, para a família e até mesmo para passear com o seu cachorro.

Assim como a prática está enraizada no prazer que se sente ao realizar cada tarefa, todo o processo se torna um ato de amor e dedicação quando o cuidado consigo mesmo e com os relacionamentos faz parte da rotina do profissional, permitindo que seja ampliado naturalmente a capacidade de atendimento dos seus pacientes.

A energia e atitude positivas na preparação exercem papel vital na qualidade dos atendimentos. O estado mental do profissional é captado pelos pacientes, pois todos somos seres de frequência e energia. Logo, o profissional deve se certificar de que está em um estado de equilíbrio e paz interior antes de entrar em consultório, pois qualquer tensão ou preocupação podem afetar a experiência do paciente.

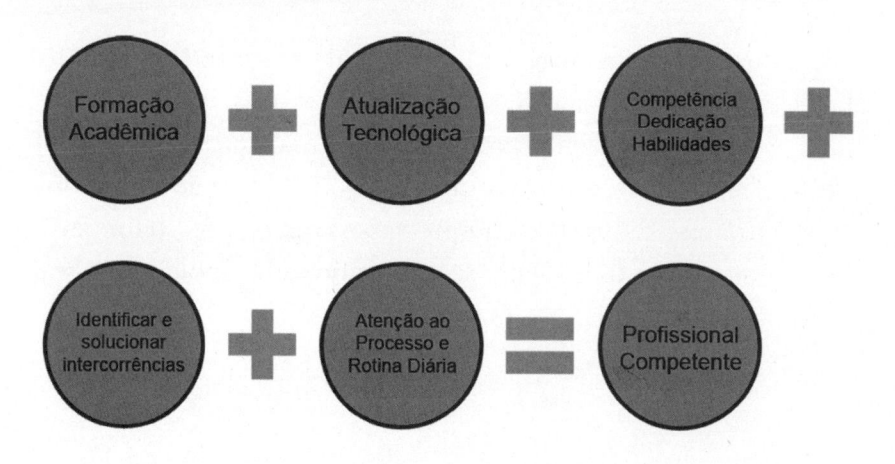

Formação Acadêmica + Atualização Tecnológica + Competência Dedicação Habilidades +

Identificar e solucionar intercorrências + Atenção ao Processo e Rotina Diária = Profissional Competente

Com relação à **estrutura de atendimento**, o processo é organizado de maneira estratégica para garantir completo cuidado ao paciente. A **primeira avaliação** é minuciosa e envolve uma conexão profunda, além de uma explicação abrangente dos procedimentos. A **avaliação não é apenas física**, pois inclui os desejos, sonhos e necessidades do paciente. Após o procedimento, um **período de acompanhamento** é estabelecido, no qual o paciente recebe mensagens periódicas para suporte durante os primeiros quinze dias. Todo o cuidado pós-procedimento é essencial para tranquilizá-lo e solucionar eventuais preocupações.

Na minha abordagem como profissional de harmonização facial, ultrapasso os limites do atendimento clínico e transformo pacientes em amigos. Costumo compartilhar meu número de telefone particular com eles e ofereço suporte. Estou disponível para os meus pacientes em todas as etapas. Essa abordagem não apenas constrói uma base sólida de confiança, como também mostra preocupação e responsabilidade. A relação não se limita ao procedimento, mas se estende ao **acompanhamento pós-atendimento**.

> O bom profissional transforma positivamente a experiência do paciente, e não apenas seu rosto.

Celebrar os resultados com o paciente é muito importante, além de lhes mostrar a diferença visível, reforçar que o objetivo é que ninguém perceba o procedimento, mas que todos notem a melhoria na aparência. Acompanhar o paciente ao longo dos meses é um testemunho do compromisso com o **sucesso longevo**, garantindo que cada paciente se sinta cuidado e apoiado em sua harmonização facial.

Avaliação Inicial ampla **+** Período de Acompanhamento **+** Acompanhamento pós-atendimento **+** Celebrar os resultados **+** Sucesso longevo **=** Estrutura de sucesso no atendimento

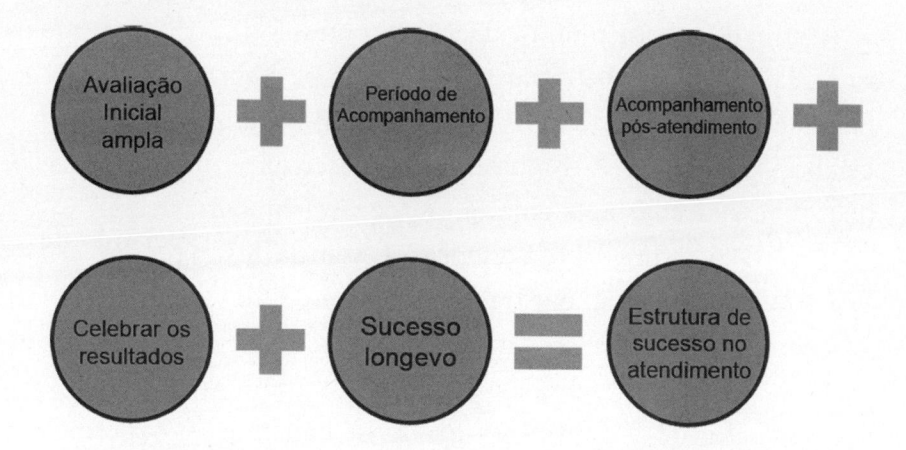

Para finalizar este capítulo, devo lembrar que o bom profissional jamais deve entrar no senso comum e cair na armadilha do arquétipo, da ideia preconcebida do sucesso. Seu objetivo deve ser tentar escapar da onda da uniformidade, da ideia de "fazer o que todos estão fazendo" e adotar uma abordagem autêntica, diferenciada pela sua identidade. Criar sua própria versão de sucesso e ser verdadeiro consigo mesmo é muito melhor do que mascarar a própria identidade apenas para seguir o que está em alta no mercado.

Para sair do mesmo lugar e romper o senso comum, a sensibilidade estética é um diferencial. Além da técnica, a sensibilidade artística abre portas para a criatividade e para o entendimento profundo do que é belo.

Me tomando como exemplo, a música sempre exerceu grande influência em minha vida como uma fonte de inspiração que me conferiu um olhar diferenciado para a estética. Expandiu minha percepção do belo, permitindo-me não apenas ouvir harmonias agradáveis, mas ver e criar beleza visual. A relação dessa sensibilidade musical com a minha abordagem na área estética me tornou um profissional capaz de discernir o belo, tanto auditiva quanto visualmente. Permitiu desenvolver a minha percepção do belo. A minha paixão pela música e por outras formas de arte enriqueceram minha experiência como profissional de harmonização.

Através da música, pintura, dança e de outras formas de expressão artística, é possível encontrar um caminho para ser um profissional mais completo. Cada uma dessas práticas ativam a plasticidade cerebral e permitem que o profissional desenvolva uma sensibilidade mais apurada, tanto em termos sociais quanto estéticos.

A conexão entre a arte e a estética é a essência de um profissional da harmonização facial que trabalha como escultor da beleza.

Vale destacar aqui a importância de entender que quando utilizo o termo "belo", estou indo além dos padrões culturais para enxergar a individualidade de cada paciente. A sensibilidade artística permite que o profissional trabalhe com a essência de cada um e estabeleça procedimentos e transformações que ressoem com a beleza interna do indivíduo.

A busca pelo equilíbrio e a apreciação das riquezas que a vida oferece é o modo mais abundante de se viver. Não se limitar e explorar outras formas de arte, expressão e inspiração fora do campo profissional faz com que o profissional enriqueça seu repertório emocional e estético. Isso reflete em um profissionalismo mais consciente e sensível. A busca pelo conhecimento é vital, pois transforma a experiência estética e a faz ressoar com a devida compreensão e apreciação.

---— ? ———

Escolher o profissional certo pode ser um desafio para quem procura por harmonização facial.

Para desvendar os critérios que garantem a decisão por um profissional confiável, é preciso mergulhar nas nuances de como responder a essa dúvida antes de realizar quaisquer procedimentos. Os fatores mais cruciais a serem considerados na busca por um especialista competente e autêntico são capacitação e experiência.

O primeiro ponto a ser observado é o aspecto técnico: sempre verificar se o profissional é certificado e possui a formação adequada. O conhecimento e a experiência são a base sólida sobre a qual se constrói a confiança. Ao escolher um profissional com essa base, o paciente se assegura de estar em mãos habilidosas.

O próximo critério crucial que deve ser observado é a obtenção de resultados reais e alinhados com as expectativas do paciente. Cada pessoa tem sua própria visão de beleza e melhorias desejadas, logo, é essencial encontrar um profissional que possa compreender e traduzir esses desejos em resultados palpáveis.

Vale lembrar que a identificação com o profissional é fundamental. Características compartilhadas, como hobbies ou traços de personalidade, podem ser fatores importantes na criação de uma conexão autêntica. Um profissional com o qual o paciente se identifica é alguém que pode ir além da relação médico-paciente, transformando-se em mentor.

Ao escolher um profissional de harmonização facial, também é importante averiguar a sua experiência no mercado. A melhor opção é buscar profissionais que possuam uma sólida trajetória, com pelo menos cinco anos de experiência. A bagagem acumulada ao longo dos anos se traduz na compreensão profunda dos procedimentos e na capacidade de lidar com situações complexas.

Quanto à autenticidade do profissional, faço um alerta contra a armadilha da venda em excesso. Escolha um profissional que seja honesto em sua abordagem. Siga a voz interior, identifique os sinais de verdade que demonstram o caráter real do profissional. Uma escolha informada e consciente pode mudar tudo!

Cada paciente é único e merece um profissional que se alinhe com suas necessidades estéticas, assim como com sua essência. Há espaço para diferentes personalidades e estilos de profissionais, desde influenciadores a músicos e muito mais. O que importa é escolher alguém que se conecte com sua visão de beleza e ofereça resultados reais.

REFLEXÃO

Quais são os verdadeiros motivos por trás da busca pela harmonização facial tanto para o profissional quanto para o paciente? Como isso pode moldar o rumo da carreira do profissional e das escolhas do paciente? Essa é uma viagem introspectiva que deve ser feita o quanto antes.

Aos profissionais de estética

Será que o profissional de sucesso é mesmo aquele que acumula riqueza material ou é aquele que encontra felicidade no que faz? Um profissional na indústria de harmonização facial ou alguém que aspira ingressar nesse campo deve encarar essa pergunta como um farol que ilumina o caminho à sua frente. Uma análise interna e um exame profundo de motivações são a melhor forma de buscar a felicidade intrínseca ao invés de perseguir apenas o lucro.

Afinal de contas, o sucesso deve ser medido não apenas em números, mas a partir do prazer de realizar um trabalho com propósito e significado.

Aos pacientes

Por que você busca um procedimento estético? Antes de responder a essa pergunta, é necessária uma profunda introspecção. Ao questionar suas próprias motivações, é possível redefinir sua busca e prioridades. Ao examinar suas verdadeiras razões para procurar a harmonização facial, você deve ter em mente que elevar a autoestima e preservar a beleza natural é primordial.

> A verdadeira harmonização vai além da
> aparência externa. Ela começa com uma
> harmonia interna entre motivações e escolhas.
>
> Ao fazer as perguntas certas e refletir sobre o que realmente importa, você pode traçar um caminho que transcende a superfície e se conecta com a essência do que busca alcançar. A procura pela harmonização facial se torna mais segura e, consequentemente, a busca pelo profissional mais adequado será mais assertiva quando o paciente já examinou suas motivações antes de chegar ao consultório.

CAPÍTULO 5

O medo do antes e depois

As transformações da harmonização facial

O meu maior medo foi sempre o de ter medo — física, mental ou moralmente — e deixar-me influenciar por ele e não por sinceras convicções.

ELEANOR ROOSEVELT

Afinal de contas, o que é esse medo do "antes e depois" da harmonização facial que as pessoas tanto sentem? Essa é uma pergunta que ecoa nas mentes curiosas por aí.

Para adentrar as águas do medo, identificar sua origem e desmistificar as complexidades que o rodeiam, é preciso identificar a sua fonte e nascente. O medo do antes e depois é um resultado entrelaçado entre o que se experimenta no consultório e as percepções moldadas pela cultura contemporânea.

A odontologia, essa arte de esculpir sorrisos, tem hoje o poder e a permissão de exibir suas obras-primas: imagens que revelam os resultados de procedimentos estéticos que geram a transformação do paciente não apenas visual, mas também de sua autoestima e confiança. Esse testemunho público permite que a realidade do trabalho incida na percepção comum, lançando luz sobre os benefícios da harmonização facial.

No entanto, o espectro de recuperação se ergue majestosamente no horizonte dessas conquistas.

Toda metamorfose traz consigo um período de convalescença, um tempo de regeneração que é inerente a qualquer procedimento. Essa é a face oculta do processo precisa ser esclarecida. Em um delicado equilíbrio, as publicações nas redes sociais de um profissional responsável exibem o triunfo do seu trabalho e evitam o espanto do senso comum, afinal, quem deseja se confrontar com imagens brutas, inacabadas, que poderiam semear o medo?

O dilema cresce à medida que exploramos o limiar da estética e da realidade.

Há inúmeros casos de pessoas famosas que realizaram procedimentos e despertam essa discussão. A euforia do "depois" é capturada em um estágio transitório, no qual o edema e assimetrias são comuns e dão origem a uma versão temporariamente inchada e desconhecida. O desafio é monumental quando se trata de manipular a sensibilidade estética, a autenticidade e a identidade do paciente, forjando um retrato que diga: "Eis aqui uma versão renovada, mas ainda sou eu".

O mito do antes e depois reverbera por medos profundamente arraigados e amplificados pelo fluxo ininterrupto de imagens na esfera virtual.

No mundo virtual, o desconhecido, o imaginado e o temido ganham proporções monstruosas.

O medo do desconhecido tem poder de obscurecer a perspectiva do sucesso e ofuscar excelentes resultados com receios injustificados. As postagens meticulosamente selecionadas se tornam as tapeçarias que ligam paciente e profissional, sonho e realidade. No entanto, o labirinto é complexo, pois a noção do belo é pessoal, subjetiva e multifacetada.

> A estética é uma miragem mutável que se movimenta constantemente no espelho da percepção.

O cerne da questão consiste nos olhos do profissional que vislumbram o final do processo após um extenso lapso, um período de espera e transformação. Porém, o paciente, inocente na arte do processo, encara a realidade inchada e estranha. A sensibilidade de partilhar esse momento de vulnerabilidade e de alinhar a visão do antes e depois à ótica do paciente é o ápice da história que se deseja contar sobre um procedimento estético.

Assim, o mito do antes e depois se desfaz, expondo sua trama de sensações e percepções. É uma sinfonia complexa, onde a paciência é a grandiosa virtude e a transformação é uma melodia em crescimento. Assim como os machucados que cicatrizam e as casquinhas que se formam na pele e caem, tudo requer tempo.

Não existe atalho para a autotransformação, e o medo é apenas um passageiro na embarcação, não o comandante.

Mesmo após a conclusão do mergulho nesse enigma, as reverberações continuam. A sabedoria reside na pacificação do medo e na aceitação do processo. Quando o mistério do "antes e depois" é desmistificado, abre-se caminho para a aceitação, compreensão e apreciação da arte de transformar, uma metamorfose que transcende o rosto e toca a alma.

O tempo, o processo e o convívio social

Em meio a um mundo vertiginoso, onde as exigências são urgentes e o tempo escorrega entre os dedos, encontra-se um dilema inerente. O **tempo**, elemento muitas vezes subestimado, traz consigo um processo que não deve ser menosprezado.

No ramo das transformações estéticas, a busca pelo resultado instantâneo é uma constante. Os pacientes anseiam pelo desfecho com pressa e desejam alcançar o futuro antes mesmo de trilhar o caminho do presente. Afinal de contas, o **processo**, o intervalo que separa o começo do fim, é a essência da transformação.

Com uma mistura de franqueza e gentileza, lanço aos pacientes a pergunta que sonda suas vontades e disposições: "Você está disposto a atravessar a fase do inchaço, da dor, da vermelhidão e até roxidão, para emergir deslumbrante no final?" É uma proposta simples, mas profunda e densa.

Ao contrário de procedimentos cirúrgicos, que podem manter o paciente em um período de recuperação, a harmonização facial exige que enfrentem o mundo, encarando olhares que podem ser críticos ou curiosos.

Nesse cenário, onde a face se torna um cartão de visitas exposto, a harmonização facial adquire uma dimensão ainda mais profunda. O paciente se torna a personificação de suas próprias mudanças, com autoestima e confiança intrinsecamente entrelaçadas.

O ciclo social que esse paciente habita, a família e a sociedade que o cercam e observam contribuem para uma captação inconsciente de percepções e opiniões. Normalmente, é assim que o medo nasce. O medo de ser julgado, de ser percebido de forma diferente, de ser alvo de olhares carregados de estranhamento.

Aqui, a empatia do profissional desempenha um papel fundamental: o de um construtor de pontes emocionais. A comunicação se torna a ferramenta que molda expectativas e quebra barreiras. Cada paciente merece uma explanação cuidadosa, um roteiro detalhado de como o procedimento se desdobrará. Contudo, mesmo com explicações meticulosas, a influência das opiniões alheias permanece imprevisível.

Ah, a sutil complexidade das percepções humanas!

É possível falar, instruir e elucidar dentro das paredes do consultório. Todavia, quando o paciente retorna ao seu mundo, o que foi dito se mescla com o que foi ouvido, filtrado pelas opiniões dos outros. Uma irmã bem-intencionada ou um amigo sincero podem, sem intenções, semear dúvidas onde antes havia confiança. Essa é a dualidade inerente às escolhas de transformação.

Por isso a preparação mental se torna tão crucial quanto o procedimento em si. A autoimagem é esculpida não apenas pelas mãos do profissional, mas também pelas palavras do paciente e pelas vozes do mundo ao seu redor.

> A harmonização facial transcende o domínio físico e provoca questionamentos profundos sobre identidade e aceitação.

Portanto, a orientação, o suporte e o acompanhamento pós-procedimento se tornam alicerces fundamentais. Esse é um território que requer competência emocional tanto quanto habilidades técnicas. Somente aqueles que reconhecem essa dualidade e abordam a harmonização facial com compreensão genuína poderão trilhar o caminho com sucesso.

Não é uma tarefa simples, mas é um trabalho que honra a essência da humanidade e da transformação.

Os mitos e inverdades

Entre os mitos que envolvem o "antes e depois" na harmonização facial, estão os mais profundos desejos e medos que moldam a visão dos pacientes sobre as transformações estéticas.

O mito é sutil e paira na mente daqueles que vislumbram o término do procedimento como o epílogo da jornada. No entanto, o tabuleiro da biologia tem suas próprias regras. O assentamento dos produtos, a resposta biológica, tudo isso compõe a harmonia que molda o resultado.

> A imagem que fica imediatamente após o procedimento não é o fim da história, mas apenas um capítulo intermediário. Essa é a verdade que os pacientes precisam entender.

Entre as inquietações dos pacientes, estão o medo de perder a identidade, de ser transformado em uma cópia, em um estereótipo. Por essa razão, o profissional da harmonização facial é um artesão de um ser que é único, um escultor da essência que trabalha em um processo de reestruturação para trazer de volta a forma original do rosto que o tempo dissipou.

Trata-se de uma arte mais sutil, que busca aprimorar sem perder a singularidade, sem ceder à homogeneização.

A harmonização facial é como uma coreografia delicada, uma dança suave e equilibrada entre a busca por melhorias e a preservação da pessoalidade. Enquanto isso, o profissional de estética é o maestro que direciona a melodia e segue atentamente a partitura da identidade do paciente, permitindo que ele se reconheça.

> A harmonização facial oscila entre reafirmação e reconfiguração, com a meta de enfrentar o envelhecimento como um amigo, não como um adversário.

O medo, esse velho companheiro da transformação, alimenta-se da disseminação indiscriminada de imagens de "antes e depois" na Era Digital. A exposição ao que poderia ser chamado de "malabarismos faciais" acaba por gerar apreensão, questionamentos e um temor generalizado de mudanças drásticas.

Entretanto, a essência da harmonização reside verdadeiramente em aprimorar o natural, não em reinventar. A beleza está em celebrar a vida e abraçar o envelhecimento com graça.

Mas e a dor? Essa é outra das preocupações compartilhada por muitos.

Na dança da harmonização há um balé de anestesias e injeções no qual a sensibilidade se torna uma parceira indesejada. Por outro lado, o sofrimento não é duradouro. Aquele "pouquinho" de desconforto que realmente existe é a moeda de troca por uma transformação tão desejada. A aplicação em um toque de leveza leva à atenuação. Anestesia e preenchedor trabalham juntos em um dueto que proporciona um procedimento mais suave e menos doloroso, tornando-o acessível aos pacientes mais sensíveis à dor.

O medo de a transformação ser diferente da expectativa gerada é dissipado pela clareza das palavras do profissional, que deve agir com uma explanação minuciosa, na gestão dessas expectativas e no comprometimento de entregar um resultado alinhado com a visão do paciente.

A harmonização facial é uma colaboração, uma sinergia entre a perícia do profissional e os anseios do paciente.

Finalmente, um respiro de alívio: a harmonização é maleável e reversível.

O ácido hialurônico se transforma, então, em um elo de segurança. A possibilidade de retornar ao ponto de partida, de apagar qualquer erro de julgamento, oferece um conforto raramente presente em outras formas de transformação estética. O medo do após, do definitivo, se desfaz em uma nuvem de tranquilidade.

Mitigando a insegurança

Não há dúvidas de que a harmonização facial é um território permeado por inseguranças e dúvidas, uma vez que os pacientes enfrentam um dilema interno diante dos resultados.

É nesse momento que o equilíbrio entre confiança e cautela deve ser forjado, e o profissional de estética se torna um verdadeiro farol de orientação no processo.

As palavras "Doutor, não sei se faço ou não…" ressoam nos corredores da clínica, carregadas de uma mistura de esperança e receio. O medo de não gostar do resultado ou de ver algo que destoe da visão que imaginou é uma sombra que paira sobre muitos pacientes. Mas como desvendar essa insegurança? Como conduzir aqueles que estão em um impasse?

A resposta reside em um alicerce fundamental: a confiança no profissional.

A construção dessa confiança envolve diversos elementos, que vão desde apresentação de resultados anteriores, imagens claras de antes e depois, transparência nas escolhas de produtos e técnicas — tudo isso alimenta a crença de que a tomada de decisão valerá a pena.

> Quando o paciente consegue visualizar a mudança de maneira clara, a incerteza dará lugar a um florescer de esperança.

Em contrapartida, esse convencimento não se resume apenas a imagens e promessas. O profissional precisa nutrir a confiança por meio de uma abordagem empática e assertiva. Ele precisa pintar um quadro realista, com pinceladas de otimismo.

É importante saber, porém, que a insegurança não se dissipa facilmente. Muitas vezes, ela persiste mesmo após todas as explicações e imagens apresentadas. Nesse momento, a prática clínica deve assumir o controle. A técnica do "mostra e explica" precisa entrar em ação.

O paciente, à beira do desconhecido, olha para o espelho enquanto o profissional trabalha. Aqui, a vantagem da harmonização facial se revela. A dinâmica permite ajustes em tempo real, enquanto o paciente observa e participa. Esse espelho se torna uma ferramenta de confiança mútua, um reflexo de colaboração entre terapeuta e paciente.

O medo do inchaço pós-procedimento, um espectro persistente, é enfrentado com estratégias hábeis. A parcimônia se torna a palavra de ordem, evitando excessos que poderiam gerar desconforto.

> A abordagem cautelosa traz consigo a garantia de que a transição será suave, o resultado palpável e a identidade visual preservada.

A cada paciente inseguro, o profissional encontra um novo desafio. Cada indivíduo é único, com medos e aspirações que criam uma interseção única de emoções. A experiência e prática clínica orientam a fuga desse labirinto, permitindo que o profissional identifique as estratégias que acalmam corações incertos.

Ao desvendar os passos da insegurança, o profissional se torna um mestre na arte de nutrir confiança e dissipar dúvidas para conduzir os pacientes por águas tumultuadas em direção às margens tranquilas da imaginação e realidade.

O conceito do "antes e depois" na harmonização facial é uma dualidade que reflete a própria essência humana, atraída pela promessa de transformação, mas igualmente cautelosa diante do desconhecido.

É inegável que o fenômeno do "antes e depois" trouxe uma revolução à prática da harmonização facial. Ao contrário da medicina convencional, onde a divulgação de imagens transformadoras é limitada... para a harmonização, a história é diferente.

As imagens de antes e depois têm um poder quase mágico, despertando desejos, acendendo aspirações e alimentando consultas.

> O ser humano é um ser visual, vivendo numa era imagética, e a capacidade de visualizar a metamorfose cria um ciclo de atração que impulsiona a busca, a consulta e o procedimento.

Entretanto, assim como tudo no mundo, essa moeda também possui dois lados.

O "antes e depois" é frágil e um passo em falso pode resultar em consequências indesejadas. A tentação de exibir resultados instantâneos e dramáticos é grande, mas a estrada é estreita. A exposição de pacientes inchados, processos não refinados e resultados que ainda estão na etapa de recuperação pode lançar uma sombra de dúvida e medo sobre o procedimento.

A pressa em atrair pacientes pode se transformar em um custo à reputação, afastando aqueles que, em busca de informações, depararam-se com imagens pouco atraentes. Assim, o desafio é equilibrar a mágica do "antes e depois" com a ética profissional.

É compreender que, enquanto o impacto visual é uma ferramenta poderosa, deve ser manuseada com sabedoria e discernimento. No equilíbrio entre a beleza da transformação e o respeito à recuperação está o desejo de atrair pacientes e a responsabilidade de educá-los.

No fim das contas, o "antes e depois" é mais positivo ou negativo? A resposta não é unidimensional, mas sim um paradoxo entre o poder e a responsabilidade.

O "antes e depois" é uma força que move montanhas na harmonização facial, mas requer um toque sensível. A sabedoria está em não apenas mostrar resultados, mas também em educar e iluminar. Trata-se de uma ferramenta para encantar, atrair, mas também para guiar e tranquilizar. É uma bússola que orienta os pacientes para um destino de autoestima e aperfeiçoamento, mas exige um capitão habilidoso para navegar as águas incertas da insegurança e do medo.

Ao olhar além das aparências e das imagens, é possível explorar o poder e a delicadeza do "antes e depois" e reconhecer seu valor inestimável, embora existam armadilhas potenciais.

Quando empregada com cautela e responsabilidade, é uma ferramenta poderosa que leva a classe da harmonização facial a novos patamares de excelência, conquistando confiança e transformando vidas.

——————— ? ———————

Cada passo rumo à transformação estética por meio da harmonização facial é acompanhado por perguntas, aflições e desejos.

A primeira e talvez mais notória indagação é: "Doutor, eu vou ficar diferente? Não quero mudar, quero apenas tratar o meu rosto!". O medo da mudança e da perda da identidade está profundamente enraizado na mente dos pacientes. E é compreensível — até porque a harmonização facial busca um autoaperfeiçoamento, mas também é uma novidade intrigante.

A habilidade do profissional reside em garantir que o tratamento realce suas características naturais, ao invés de mascará-las. Ao educar e mostrar casos semelhantes, o profissional constrói confiança e dissipa as dúvidas do paciente.

O segundo temor latente é a temida pergunta: "Vai doer?". A sensação da agulha sobre a pele é uma fonte constante de apreensão. Aqui, a comunicação empática é a chave. O profissional não só tranquiliza o paciente ao explicar que a dor é passageira e controlável, mas também oferece opções para reduzir o desconforto, como o uso de anestésicos locais.

A habilidade do profissional em gerenciar a dor e criar uma experiência confortável pode fazer toda a diferença na percepção do paciente sobre o procedimento.

A terceira dúvida que frequentemente surge é: "Quais cuidados precisarei ter?".

A preocupação pós-procedimento é natural. Os pacientes desejam saber o que esperar e como cuidar de si mesmos. Nesse ponto, o profissional deve fornecer um roteiro claro e detalhado sobre os cuidados pós-tratamento. Esclarecer o processo de recuperação, compartilhar instruções especificadas e oferecer suporte tranquiliza os pacientes e faz com que se sintam mais confiantes e bem-preparados.

Por fim, o elemento financeiro também é uma preocupação comum. Pacientes frequentemente perguntam: "Qual é o preço?". No entanto, essa pergunta não é apenas sobre o custo monetário, como também sobre o valor percebido da transformação.

A resposta cuidadosa do profissional engloba a questão financeira e também o investimento em autoestima, autoconfiança e satisfação pessoal.

Desvendar essas dúvidas e receios é um ato de empatia e conhecimento profissional. O consultório se torna um espaço de educação, comunicação eficaz e construção de confiança mútua. O profissional habilidoso não apenas fornece respostas, como também molda um ambiente onde os pacientes se sentem ouvidos, compreendidos e apoiados.

REFLEXÃO

Para os pacientes ansiosos por explorar a arte da harmonização facial, a Era Digital oferece um manancial de inspiração, mas também lança uma sombra de incerteza. Logo, uma escolha informada e segura ao buscar procedimentos de harmonização facial pode ser o grande diferencial durante todo o processo.

Se você está à beira de iniciar sua jornada de harmonização, o primeiro e mais crucial passo é a pesquisa. A internet é um vasto oceano de informações, mas lá nem tudo é o que parece. Antes de selar o destino de seu rosto, faça uma busca diligente.

Seu primeiro farol é o profissional em que confiará. Investigar e solicitar esclarecimentos é essencial. Peça para ver casos prévios do profissional, seus resultados, seus métodos. Desvende sua abordagem, sua visão. Afinal, esse será o capitão de sua transformação.

Ao percorrer essa rota, você deve avaliar também para além da superfície. O que é belo para um, pode não ser para outro. Compreenda o seu próprio rosto, explique suas expectativas e escute a orientação do profissional.

O compromisso entre a visão do paciente e a experiência do profissional resulta na harmonização perfeita.

Ao examinar os casos do profissional, lembre-se de que a harmonização não é um evento isolado, mas um processo gradual e que exige paciência. "Antes e depois" nem sempre contam a história completa. Inchaço, vermelhidão e assimetria são temporários. O verdadeiro resultado se revela após semanas, não instantaneamente. Portanto, não julgue uma obra inacabada.

Entre as histórias de sucesso, também flutuam os riscos, os casos desfavoráveis. Mas tenha em mente que a maioria silenciosa não encontra espaço na corrente. A visão humana é atraída por exceções, os casos raros. Não permita que a sombra de um caso negativo obscureça a realidade de muitos triunfos. Separe o trigo do joio.

Por último: confie, mas verifique. A harmonização facial é um segmento cheio de oportunidades, então cabe a você escolher o caminho certo. O conhecimento é sua bússola. Compreenda o processo, alinhe as expectativas e confie na sabedoria do profissional.

CAPÍTULO 6

A autoimagem na sala de espelhos

O que é transtorno dismórfico
corporal e como prevenir

O rosto é o espelho da alma.

CÍCERO

Dentro da mente humana há labirintos de percepções distorcidas e espelhos que refletem ilusões. Entre essas sombras, emerge um fenômeno intrigante: o transtorno dismórfico corporal.

Ao adentrar o misterioso mundo das percepções alteradas, é possível observar as reflexões distorcidas do espelho interior, que revelam os contornos de uma autoimagem abalada. O transtorno dismórfico corporal, ou TDC, é uma realidade que nos convida a questionar a relação entre a mente e o corpo.

Imagine um quadro no qual a pintura difere do modelo original de maneira sutil, mas que, para o olhar do observador, as discrepâncias são abissais. O TDC é como esse quadro; é a colisão entre o que é e o que se percebe em uma imagem desfigurada.

Em sua essência, o TDC é marcado por uma percepção distorcida da imagem corporal ou facial. É quando o espelho reflete uma ilusão e o paciente se vê emaranhado em um jogo de reflexos que não segue as leis da realidade.

É como se um defeito imaginário estivesse inscrito na pele, na carne e nos ossos, uma falha que só existe na mente daquele que a vê.

O transtorno dismórfico corporal é uma jornada na qual a procura insistente pela perfeição se converte em um ciclo interminável de procedimentos e correções.

Os corredores de hospitais e clínicas testemunham a busca constante pelo que se encontra fora do alcance. À caça do ideal inatingível, o paciente, cativo de sua percepção deformada, persegue um ideal inalcançável. Às vezes, um nariz que nunca será perfeito ou uma mandíbula que transcende as fronteiras da realidade.

A busca pelo Santo Graal da aparência que, ironicamente, permanece esquivo.

A mente do afetado pelo transtorno é um palco de conflitos e desejos e, nesse palco, o protagonista muitas vezes se transforma em vítima, alimentando um ciclo autodestrutivo de expectativas irreais. A procura pelo procedimento perfeito ou aparência desejada se torna uma busca na qual a linha entre a insatisfação e a esperança criam uma imagem borrada.

Os sintomas do TDC não são meras sombras, mas, sim, fragmentos complexos que compõem um mosaico de sofrimento psicológico.

A mente, ávida por encaixar as peças desse quebra-cabeça distorcido, nem sempre é capaz de discernir a realidade da ilusão. Aqueles que observam de fora podem identificar sinais, mas o diagnóstico é uma prerrogativa dos especialistas.

A vida daqueles que convivem com o TDC é uma exploração das profundezas do seu interior, onde a autoestima, o eu social e a busca por uma imagem ideal se entrelaçam. Embora os fatores desencadeantes sejam variados, o resultado é o mesmo: uma busca incessante por algo que talvez nunca possa ser alcançado.

À medida que avançamos nessa viagem pelo transtorno dismórfico corporal, é essencial lembrar que a mente humana é um labirinto de complexidades, em que cada indivíduo tem seu próprio mapa. A busca pela compreensão e aceitação de si mesmo é uma tarefa delicada, que deve ser conduzida por mãos experientes.

Eis aqui o meu convite para abrir os olhos para a realidade desse transtorno e compreender que a percepção pode ser uma prisão. Contudo, o caminho rumo à cura é apontar a luz para dentro de si mesmo.

A percepção e a anatomia

Ao adentrar a teia da percepção borrada, o cuidado sutil do profissional é colocado em xeque na era da imagem idealizada.

A arte da harmonização facial é uma tarefa delicada e que se propõe a atender as aspirações do paciente e a realidade da anatomia humana. Quando nos deparamos com pacientes que trazem consigo a sombra do transtorno dismórfico corporal, o papel do profissional de estética vai além da simples aplicação de procedimentos, pois é necessário ter empatia, discernimento e sensibilidade.

Quando o profissional da harmonização facial se depara com um paciente que carrega consigo a complexidade do TDC, um processo silencioso de observação e análise começa a se desenrolar. Somos convocados a usar as lentes da psicologia e da psiquiatria, apesar de nossa expertise residir nas técnicas estéticas.

A primeira etapa a ser realizada é a identificação. O desejo insaciável por novos procedimentos, a ansiedade palpável e as expectativas elevadas são sinais inconfundíveis. O paciente, enredado na teia de sua percepção distorcida, muitas vezes traz consigo fotografias filtradas e imagens digitalmente alteradas como diretrizes. Desse modo, somos os condutores da realidade, chamados a alinhar a fantasia virtual com o mundo palpável de carne e osso.

> A ferramenta mais poderosa do profissional da harmonização facial não é uma seringa ou uma agulha, e sim as palavras que escolhe ao conversar com o paciente.

Em casos como esses, o diálogo é sempre o melhor remédio. A **comunicação habilidosa e compreensiva** se torna o elixir que acalma a ansiedade e ilumina as trevas. O paciente ansioso merece um ouvinte atento, capaz de descobrir as raízes de sua busca incansável e expectativas irreais.

Em meu consultório, o papel do psicólogo ou psiquiatra jamais é usurpado, porém, com o **encaminhamento** pode ser complementado. Crio um espaço no qual o paciente é encorajado a explorar as razões por trás de suas buscas e desejos. Uma conversa sensível e franca pode ser um farol que guia o paciente através das brumas da percepção distorcida.

Uma das batalhas mais difíceis é a luta interna entre atender às solicitações do paciente e manter a ética profissional. A tentação de satisfazer desejos muitas vezes insustentáveis se choca com o dever de proteger o bem-estar do indivíduo.

Nesses momentos, o profissional precisa ser o guardião da sensatez, mesmo que isso signifique desapontar o paciente. O limite entre desejo e risco é uma linha tênue.

Através de sinceridade compassiva, ofereço um espelho realista. Aqui, a importância de educar o paciente se manifesta. Explico que as imagens retocadas e os filtros digitais não podem ser traduzidos diretamente para a realidade tridimensional do rosto humano.

É de inteira responsabilidade do profissional ser **transparente e verdadeiro** acerca da harmonização facial, mesmo que as ideias se desencontrem.

O profissional de estética atua como um malabarista de circo que tenta manter no ar a empatia e a habilidade técnica, ao mesmo tempo, enquanto realiza a sua apresentação. Cada paciente é único, como já defendido, e deve ser atendido com maestria e personalização. Na presença de TDC esse aspecto deve ser observado com mais atenção ainda. Detectar os anseios disfarçados, entender as batalhas internas e fornecer orientações realistas são passos importantes nesse complicado processo de difícil trato.

Cada palavra proferida no consultório contribui de maneira fundamental para a construção da confiança mútua ou do agravamento do transtorno. Ao fazer promessas, garantir resultados e moldar rostos, o profissional também molda confiança e autoestima ou, ao contrário, desconfiança e baixa autoestima, e essa é uma responsabilidade que deve ser abraçada com seriedade.

Em busca do rosto idealizado, o profissional da harmonização facial é mais do que um mero artesão das feições. Trata-se de um guardião da autoestima e da saúde mental, construtor de confiança e realidade. Cada paciente que passa por sua porta deve ser guiado, protegido e, acima de tudo, tratado por alguém capacitado e com compromisso com a ética. Com empatia e habilidade, o objetivo é transformar a visão distorcida do paciente em uma imagem que seja verdadeiramente possível e realizável.

Entre o espelho físico e o espelho digital

Enquanto isso, o mundo da internet traz consequências sobre a percepção individual, já que o espelho digital propõe um novo reflexo da realidade. A tecnologia transformou a maneira como nos enxergamos e, por extensão, como nos entendemos. A ascensão e cultura das redes sociais moldaram um novo espectro de beleza, gerando um terreno fértil para o transtorno dismórfico corporal.

A internet, em toda sua maravilha e complexidade, trouxe uma nova dimensão à busca da perfeição. O impacto da Era Digital na autoimagem é resultado de tudo aquilo que antes poderia ser localizado apenas nas páginas das revistas, mas agora reside nas telas dos nossos dispositivos. Perfis glamourosos e influenciadores digitais se tornaram as novas fontes de inspiração, com rostos cuidadosamente esculpidos e filtros que delineiam uma realidade quase etérea na busca de uma beleza virtual.

Mesmo assim, entendo que o desejo de se assemelhar às imagens virtualmente aprimoradas é um impulso humano compreensível. Aqueles que buscam um lugar no mundo virtual se sentem compelidos a alcançar padrões que muitas vezes são inatingíveis na realidade física.

> A busca por aceitação e aprovação,
> amplificada pelo engajamento digital, pode
> evoluir para uma obsessão prejudicial.

As redes sociais, com seu alcance global e influência penetrante, podem se tornar forças poderosas para moldar o modo como nos vemos. No entanto, a percepção distorcida de que tudo é filtrado e aprimorado pode levar a uma expectativa irreal de como deveríamos nos parecer.

O resultado disso? Um interesse frenético por procedimentos estéticos que transformem a imagem refletida na tela em realidade. Apesar de não ser a causa direta do transtorno dismórfico corporal, a internet e as redes sociais muitas vezes desempenham um papel essencial na sua manifestação.

A conscientização é crucial. Educar a si mesmo e aos outros sobre os filtros digitais e as armadilhas da busca pela perfeição virtual é um passo importante na prevenção.

> A alma humana e toda sua beleza estão
> além dos filtros das redes sociais.

O transtorno dismórfico corporal é mais do que um capricho da Era Digital; é um reflexo de desafios profundos que o ser humano enfrenta em relação à autoimagem. A internet, de certa forma, apenas destacou e ampliou esses desafios. A corrida descontrolada pela perfeição é uma consequência direta de anseios, inseguranças e influências que ecoam através das eras, não apenas da tecnologia — mesmo que esta a amplifique.

A correlação entre a ascensão da internet e a prevalência do TDC, embora seja um fator contribuinte, não é a única causa. A relação complexa entre biologia, psicologia e ambiente social compõe a trama de causas e efeitos que levam a essa condição. A internet sozinha não gerou o transtorno, mas trouxe à tona uma questão que já existia, agora ampliada pela dimensão digital.

Entre as **abordagens preventivas** se destacam a **educação** e a **conscientização**, que podem mitigar os efeitos da era virtual sobre a autoimagem. A busca por autoaceitação tem de ser um exercício diário, independentemente das miragens digitais que possam cruzar nosso caminho.

A autoimagem na sala de espelhos é uma construção interna que reverbera na sociedade contemporânea, onde cada reflexo oferece uma perspectiva única.

O fenômeno da autoimagem é complexo e desafiador, mas também é uma possibilidade de explorar nosso autoconhecimento em um mundo que se tornou uma vitrine asséptica.

A imagem de uma sala de espelhos nos leva à contemplação. Imagine-se diante de múltiplos espelhos que refletem variações de você mesmo: alto, baixo, largo, magro. Essa metáfora ilustra a diversidade das percepções sobre nós mesmos. Todavia, é fundamental lembrar que nem todos os reflexos são precisos. Às vezes, um espelho pode distorcer a imagem, deixando-nos ver o que não é real.

A autoimagem na sala de espelhos começa na construção interior. Como nos vemos é uma síntese complexa de nossa história, influências sociais e estado emocional, e não apenas um reflexo do que está à nossa frente.

A percepção que temos de nossa própria beleza é determinada por fatores biológicos, psicológicos e sociais, formando uma teia que constitui a nossa identidade.

> Em uma sociedade na qual os padrões de beleza são constantemente reformulados e a comparação com os outros virou algo corriqueiro, a autoaceitação se tornou um desafio extraordinário.

Mas, afinal de contas, como lidar com a autoimagem nessa sala de espelhos que é a sociedade moderna? O primeiro passo é o **amor-próprio**, que cultiva uma relação saudável consigo mesmo, independentemente das projeções externas.

Diante desse cenário, profissionais da harmonização facial têm uma responsabilidade além dos procedimentos estéticos. Eles devem ser sensíveis aos sentimentos e emoções de seus pacientes, orientando-os a uma completa transformação.

Vale destacar que o acompanhamento psicológico pode ser fundamental para aqueles que lutam com sua autoimagem, ajudando a unir a beleza interior com a expressão exterior.

Na sala de espelhos da sociedade atual, é essencial ir além da superfície. O reflexo não é a única verdade! A autoimagem é uma conjuntura complexa e multifacetada, pois as influências da cultura, da autoestima e do amor-próprio se encontram.

> A busca pela melhoria estética é válida, mas a verdadeira transformação começa dentro de nós mesmos.

A autoimagem na sala de espelhos é uma jornada de autodescoberta e aceitação. Cada reflexo oferece uma perspectiva, mas é o entendimento interno que molda a visão. O profundo desejo de se sentir amado e aceito deve ser alimentado internamente, transcender as projeções digitais e se refletir na realidade diária.

Para construir uma autoimagem resiliente e positiva, é preciso aprender a se enxergar com compaixão em um mundo onde os espelhos estão em constante mutação. A autoimagem na sala de espelhos é uma viagem rumo à autenticidade, uma busca para abraçar a verdadeira essência que reside além da reflexão superficial.

──────────── ? ────────────

Explorar o transtorno dismórfico corporal significa investigar o desconhecido e trazer à luz da consciência para desvendar um mistério.

Quando me lancei na busca para entender as lacunas e mitos que cercam o transtorno dismórfico corporal (TDC), encontrei uma sombra oculta. O TDC muitas vezes se esconde nas reentrâncias da autoimagem, desafiando a percepção daqueles que sofrem com ele.

As nuances dessa condição silenciosa têm uma influência negativamente poderosa na vida dos que a vivenciam.

No silêncio da dúvida, muitos podem se perguntar: "O que é o Transtorno Dismórfico Corporal?". A pergunta em si é um reflexo da falta de conhecimento generalizado sobre essa condição. Mesmo entre profissionais da saúde e colegas, o TDC permanece um tópico pouco discutido. Porém, essa obscuridade não diminui sua gravidade. No consultório, o TDC pode se manifestar discretamente como insatisfação constante, ansiedade exacerbada e expectativas inalcançáveis.

Para desmistificar o desconhecido é fundamental compreender que o TDC é mais do que um incômodo passageiro com a aparência. É uma condição complexa que abala a percepção individual, distorcendo a própria imagem de maneira profunda e dolorosa.

Para profissionais da estética, entender o TDC é mais do que um acréscimo ao conhecimento, é um imperativo moral e ético. Aqueles que buscam aprimorar a beleza devem também estar alertas à sua saúde mental. Abraçar a importância do aspecto psicológico nas consultas é crucial para evitar que o acompanhamento estético se torne uma trajetória doentia.

O TDC, frequentemente agravado pela pressão das redes sociais e padrões de beleza em constante evolução, destaca a necessidade de um equilíbrio entre a busca pela melhoria estética e o cultivo de uma autoimagem saudável e autêntica.

Ao evidenciar o transtorno dismórfico corporal, a sociedade pode questionar, aprender e compartilhar conhecimento. Enquanto a compreensão desse transtorno ainda está em sua infância, abordá-lo com empatia e compaixão pode contribuir para uma mudança significativa.

Que este capítulo seja um ponto de partida para o diálogo, a educação e a conscientização sobre um tema que, embora invisível, é contundente em seu impacto.

REFLEXÃO

Ao refletir sobre a jornada estética e a identidade visual, surge então a busca pela verdadeira expressão.

No território delicado de reflexões sobre a busca por procedimentos estéticos, existem muitas perguntas sobre como eles influenciam a identidade visual e a autoimagem. Nosso rosto é formado por muito mais do que meros traços; a face é um reflexo de nossa história, nossas emoções e nossa identidade.

Mas será que, ao buscar procedimentos estéticos, estamos em busca de uma transformação profunda ou de uma reafirmação de quem somos?

Queremos mudar quem somos? Ou estamos desenvolvendo um processo de reencontro conosco, celebrando nossa essência única? Ao nos depararmos com a possibilidade de alterações drásticas, talvez seja hora de nos questionarmos se estamos nos distanciando de nossa própria identidade visual em prol de um reflexo imaginário.

É crucial reconhecer quando nossa busca por mudança nos leva a caminhos perigosos. Nesse sentido, a avaliação psicológica emerge como uma ferramenta valiosa.

À medida que seguimos no cenário moderno, onde a internet molda nossas referências e padrões de beleza, devemos questionar as escolhas que fazemos. Será que estamos genuinamente buscando aprimorar quem somos ou estamos apenas tentando nos alinhar com os outros? Nossos ídolos contemporâneos, em sua busca por perfeição virtual, podem nos afastar de nossa própria identidade.

Para resgatar a individualidade em um
mundo conectado é preciso refletir sobre
a verdadeira essência da busca estética.

Meu desejo é que, à medida que avançamos, possamos abraçar nossa própria identidade visual, permitindo que a busca estética seja uma expressão do amor-próprio e cuidado, em vez de uma fuga daquilo que somos.

A expressão exterior é a voz da nossa jornada interior, e o reflexo no espelho deve ser um lembrete de nossa singularidade, um testemunho da nossa história pessoal.

PARTE 3

A BELEZA NO ESPELHO

CAPÍTULO 7

A terminologia *Full Face*

Uma reflexão sobre a
terminologia *Full Face*
e seus reflexos

Uma palavra posta fora do lugar estraga
o pensamento mais bonito.

VOLTAIRE

No universo da harmonização facial, é importante compreender a terminologia *Full Face* e o impacto que essa expressão tem no contexto da estética facial.

No início do crescimento desse ramo da estética, alguns grupos e escolas introduziram o conceito de *Full Face* como o tratamento completo da face, abrangendo todas as suas áreas, a fim de proporcionar uma reestruturação global. No entanto, a terminologia em si, quando traduzida literalmente, pode gerar confusão. Se jogarmos *Full Face* em qualquer ferramenta de tradução online, obteremos "cara cheia", o que pode não transmitir a ideia desejada.

Em meu consultório, frequentemente me deparo com o maior receio dos pacientes: a preocupação de saírem de lá com uma aparência completamente diferente. Muitos deles, especialmente aqueles que fazem parte da chamada "velha guarda", desejam preservar suas características naturais.

> Quando mencionamos o termo Full Face,
> estamos utilizando uma terminologia
> que, para alguns, é intimidante.

Lembro-me de uma paciente de fora do Brasil que hesitou em prosseguir com o tratamento quando expliquei que faríamos um *Full Face*, temendo que seu rosto ficasse excessivamente preenchido. Essa hesitação, em parte, deveu-se à compreensão da terminologia em inglês. Enquanto *All Face* poderia ser interpretado como tratamento de toda a face, a escolha do termo *Full* sugere a ideia de um rosto "cheio", o que pode ser interpretado de forma errada.

É importante ressaltar que muitos profissionais excelentes e bastante capacitados adotam esse termo, que não impacta diretamente do resultado do seu trabalho. Todavia, pessoalmente, optei por não utilizar essa terminologia em meus atendimentos. Acredito que, no Brasil, temos uma tendência de adotar expressões em inglês para tornar os procedimentos mais atraentes comercialmente, e isso pode, inadvertidamente, tornar a abordagem mais artificial.

Minha missão é conscientizar tanto profissionais quanto público de que *Full Face* não significa necessariamente um rosto excessivamente preenchido, mas sim um tratamento abrangente e que contempla todas as áreas do rosto.

Gostaria que os profissionais de estética refletissem sobre a possibilidade de adotar uma terminologia mais precisa e descritiva. Evitar o uso de termos que possam causar mal-entendidos é fundamental para manter a integridade da nossa prática. Afinal, nossa responsabilidade vai além das paredes do consultório; devemos zelar pela imagem e credibilidade da harmonização facial brasileira no cenário global.

A abordagem que escolhi adotar em meu consultório se apresenta com uma nova terminologia que acredito ser mais adequada e esclarecedora: a **Hialo Reestruturação**. Essa abordagem mantém os princípios técnicos e a filosofia de trabalho que desenvolvi, mas traz consigo uma terminologia que reflete com maior precisão os resultados desejados da harmonização facial.

A Hialo Reestruturação

Depois de ultrapassar a controvérsia em torno da terminologia *Full Face* e sua possível conotação negativa, resolvi mergulhar cada vez mais fundo na alternativa que escolhi adotar: a Hialo Reestruturação. Muitos podem se perguntar se esse novo termo é simplesmente outra maneira de descrever o *Full Face*, mas a resposta é mais complexa do que isso.

A Hialo Reestruturação, em essência, é uma abordagem que busca trazer clareza e precisão ao mundo da harmonização facial. Embora os procedimentos em si sejam semelhantes aos realizados sob o rótulo do *Full Face*, a diferença reside na filosofia de trabalho e na metodologia associadas a essa prática.

Quando falo de *Full Face*, estou me referindo a um tratamento que envolve todas as áreas do rosto, uma abordagem abrangente e completa. A Hialo Reestruturação, por sua vez, adota a mesma abordagem abrangente, mas com uma diferença fundamental: não se trata apenas de preencher todas as partes do rosto indiscriminadamente, mas sim de fazê-lo com uma abordagem cuidadosamente elaborada e personalizada seguindo uma metodologia específica.

Ao contrário do que sugere a terminologia *Full Face*, a Hialo Reestruturação trabalha com uma metodologia baseada no que chamo de "minimalismo". É uma filosofia que valoriza a individualidade de cada paciente e adapta o tratamento às suas necessidades específicas.

O minimalismo na harmonização facial não se trata de usar a menor quantidade possível de produto, mas sim de usar a quantidade necessária em cada região para se obter os melhores resultados.

A Hialo Reestruturação, portanto, não é apenas uma mudança de nome, mas sim uma abordagem revolucionária que busca elevar a harmonização facial a um novo patamar. É uma filosofia de trabalho dentro do consultório, apoiada por uma metodologia técnica sólida, pesquisada e testada. A escolha de associar esse nome à minha prática não é apenas uma questão de marketing, mas sim um reflexo do compromisso em oferecer o melhor cuidado aos meus pacientes e avançar na busca pela excelência na harmonização facial.

Nos próximos capítulos, vamos explorar e aprofundar com mais detalhes como a Hialo Reestruturação pode transformar a maneira como encaramos a estética facial e os procedimentos relacionados.

Terminologia x conceito

Antes de mergulhar profundamente em minha metodologia, é crucial explorar o impacto de uma simples mudança de terminologia no paciente. Será que isso realmente gera uma reação diferente? A resposta é complexa, mas vale a pena considerar.

A transição de *Full Face* para Hialo Reestruturação certamente desperta uma curiosidade inicial nos pacientes. A expressão *Full Face* já se tornou familiar para muitos deles, e a ideia por trás dessa mudança é que os pacientes compreendam a filosofia subjacente: a de reestruturar, em vez de simplesmente preencher.

A Hialo Reestruturação representa uma abordagem mais profissional, técnica e elegante.

A palavra "Hialo" remete ao ácido hialurônico, enquanto "Reestruturação" enfatiza a restauração do que foi perdido, em vez de um mero preenchimento.

A alteração da terminologia visa tornar o procedimento mais significativo do ponto de vista técnico, formular um conceito, em vez de simplesmente adotar o inglês como um artifício de marketing. Embora os pacientes ainda possam buscar procedimentos de *Full Face*, é essencial que compreendam a diferença entre terminologia e conceito.

A terminologia de definição tem no conceito seu ponto de partida, e não o inverso. Segundo as normas terminológicas,

> o conceito é uma unidade abstrata criada a partir de uma combinação única de características. Os conceitos são representados pelos termos, que são designações verbais.[1]

Portanto, a filosofia da Hialo Reestruturação propõe um conceito e, por conseguinte, sugere uma terminologia para representá-lo.

Na Hialo Reestruturação, a abordagem é distinta, ela não se concentra na quantidade de preenchimento, mas na qualidade da transformação.

---

1 LARA, Marilda L. G. Diferenças conceituais sobre termos e definições e implicações na organização da linguagem documentária. *Ciência da Informação*, v.33, n.2, 2004. Disponível em: https://revista.ibict.br/ciinf/article/view/1050.

Os pacientes precisam entender que não estão apenas buscando um rosto "cheio", mas sim uma reestruturação completa, baseada em evidências científicas sólidas.

A discussão sobre o uso de títulos em outros idiomas na indústria da estética, como o inglês, é uma questão importante. Alguns argumentam que esses títulos são usados para convencer mais clientes, pois parecem mais atraentes. Porém, essa prática pode ser questionável, pois o que realmente importa é a qualidade da técnica e os resultados alcançados.

Pessoalmente, acredito que o nome de um procedimento não deve ser escolhido apenas para fins de marketing. É importante manter a integridade da profissão e da técnica, priorizando a qualidade sobre o nome. Muitos cursos e tratamentos usam títulos em inglês, como "Revolution", para chamar atenção, mas acredito que a técnica e os resultados são os aspectos que realmente devem ser valorizados.

A verdadeira força de qualquer abordagem na harmonização facial reside na qualidade do trabalho e nos resultados obtidos, não na escolha de sua terminologia.

A terminologia pode ser importante para alcançar um público específico, mas não deve ser usada como um truque de venda para encobrir a falta de substância. Isso é algo a ser lembrado quando buscamos aprimorar nossas práticas e elevar os padrões da indústria da estética.

A questão da resistência dos profissionais em adotar novos termos na área da harmonização facial é intrigante e merece reflexão. Será que os profissionais demonstram relutância em abandonar as terminologias antigas, mesmo quando reconhecem que isso pode prejudicar a comunicação? Existe uma barreira real em relação a novos conceitos e terminologias?

A resposta, na minha opinião, é que essa resistência não é tão evidente quanto poderíamos pensar. Na verdade, os profissionais da área tendem a ser seguidores de tendências. Se a expressão *Full Face* se torna a nomenclatura predominante, é natural que a maioria dos profissionais a adote. Entretanto, isso não significa que eles sejam inflexíveis em relação a mudanças.

Se uma terminologia mais adequada e precisa começar a ganhar destaque e for difundida de maneira eficaz, é possível que uma nova tendência se estabeleça. Na minha visão, essa tendência poderia ser mais realista, menos invasiva e menos artificial do que a abordagem *Full Face*.

É verdade que, assim como tenho minhas próprias reservas em relação ao uso excessivo do inglês na prática profissional, outras pessoas podem ter resistência em relação a mudanças na terminologia. Contudo, acredito que o aspecto mais importante não é apenas a mudança de palavras, mas sim a mudança na filosofia de trabalho.

A chave para uma transição suave e bem-sucedida para novos termos e abordagens é a conscientização. Se os profissionais compreenderem que a nova terminologia está intrinsecamente ligada à busca pelo uso mínimo de produtos visando à máxima qualidade no atendimento ao paciente e ao seu bem-estar, então a resistência à mudança pode ser superada.

> O importante não é apenas mudar as palavras
> que usamos, mas adotar uma filosofia de trabalho
> que seja mais humana, centrada no paciente
> e focada em resultados de qualidade.

Esta é a verdadeira evolução que a indústria da harmonização facial deve abraçar.

Uma nova filosofia de trabalho pode transformar a experiência do paciente e elevar os padrões da prática profissional na estética.

Venda x técnica x ética

Na nossa jornada, é fundamental examinarmos onde residem os equívocos nas terminologias utilizadas na harmonização facial e como os profissionais podem evitá-los. As confusões nesse contexto são frequentemente originadas pela priorização da venda em detrimento da escolha de uma terminologia que reflita com precisão o procedimento técnico.

O erro mais comum está em focar exclusivamente na criação de novos rótulos, sem efetuar mudanças significativas na filosofia de trabalho e na técnica envolvida. Às vezes, a única alteração é o nome, e a substância do procedimento permanece inalterada — isso é um grande equívoco. A verdadeira evolução deve transcender a terminologia e abranger a própria essência da harmonização facial.

A ideia central é não se limitar a renomear procedimentos, mas a transformar a própria prática da harmonização facial em algo verdadeiramente personalizado e individualizado. Isso deve ser feito de maneira a parecer natural para os pacientes, proporcionando-lhes resultados que valorizem a beleza que trazem consigo.

Outro equívoco significativo é a falta de consideração das consequências de determinadas terminologias. A expressão *Full Face*, por exemplo, pode assustar alguns pacientes, como já mencionado, levando-os a evitar procedimentos no Brasil, prejudicando a captação de clientes e minando a confiança na técnica. Mas você pode se perguntar: "estrangeiros costumam procurar esse tipo de procedimento no Brasil?", pode acontecer, sim, mas, o mais importante é observar se os pacientes brasileiros escolhem fazer a harmonização facial no exterior por falta de confiança em nosso quadro de profissionais. Esse tipo de equívoco não afeta apenas os profissionais, como prejudica a indústria como um todo.

Diante desse cenário, a lição a ser aprendida é que a terminologia é o nome dado ao ser que acaba de nascer. O verdadeiro desafio é transformar a prática da harmonização facial em algo que gere vida autêntica e que seja benéfico para os pacientes, inspirando confiança e oferecendo transformações que respeitem a individualidade de cada pessoa. Essa é a chave para evitar os equívocos que podem prejudicar a profissão, que deve ter como missão realçar a beleza natural dos pacientes.

Após uma compreensão mais profunda das implicações da terminologia na harmonização facial, especialmente no que diz respeito às expressões *Full Face* e Hialo Reestruturação, é hora de explorar como esses dois conceitos se relacionam e como suas abordagens podem se complementar ou divergir.

A expressão *Full Face* é amplamente reconhecida na indústria da harmonização facial. Ela denota a ideia de tratar todas as áreas do rosto de forma abrangente, preenchendo rugas, sulcos e áreas que perderam volume ao longo do tempo. Todavia, essa terminologia pode ser ambígua, uma vez que diferentes profissionais podem interpretá-la de maneira variada. Cada um pode aplicar a técnica de acordo com sua própria filosofia de trabalho e compreensão.

Por outro lado, a Hialo Reestruturação oferece uma abordagem mais específica e técnica. Ela se baseia em uma filosofia de trabalho que enfatiza o uso cuidadoso e estratégico de produtos, visando à obtenção de resultados significativos com o mínimo necessário. Além disso, a Hialo Reestruturação não se limita a preencher áreas que perderam volume; ela também se concentra na reestruturação completa do rosto, restaurando o que foi perdido ao longo do tempo.

Embora as abordagens de *Full Face* e Hialo Reestruturação possam parecer diferentes à primeira vista, elas têm um potencial significativo para se complementar. A abordagem abrangente do *Full Face* pode ser valiosa para aqueles que desejam tratar várias áreas do rosto de uma só vez. Porém, ao incorporar os princípios da Hialo Reestruturação, os profissionais podem tornar a técnica do *Full Face* mais focada, eficiente e voltada para resultados naturais.

Independentemente de adotar o conceito de *Full Face*, Hialo Reestruturação ou qualquer outra terminologia, o diferencial do atendimento está em escolher uma abordagem que esteja alinhada com a filosofia de trabalho e os resultados desejados.

> A terminologia deve ser um reflexo preciso
> da técnica utilizada e do compromisso com
> a excelência na harmonização facial.

A relação entre *Full Face* e Hialo Reestruturação é mais uma prova de que a harmonização facial é uma disciplina em constante evolução. A terminologia que utilizamos não é apenas uma questão de nomenclatura; ela define a nossa abordagem e orienta os resultados que buscamos alcançar. Logo, a escolha consciente da terminologia é essencial para garantir que estamos alinhados com os princípios que valorizam a naturalidade, o equilíbrio e o gerenciamento do envelhecimento na prática da harmonização facial.

———————————— ? ————————————

Ao abordarmos a terminologia na harmonização facial, é importante responder a uma pergunta frequente no curso da metodologia que ensino: por que escolher a Hialo Reestruturação? Para responder a essa pergunta, é necessário compreender que somos brasileiros e que a técnica é nossa. Portanto, ela merece uma nomenclatura brasileira, que os pacientes possam pronunciar com orgulho e facilidade, sem recorrer ao inglês.

A Hialo Reestruturação é mais do que um nome; é uma abordagem completa baseada em uma experiência clínica sólida, uma filosofia de trabalho comprometida e uma prática clínica constante.

Essa abordagem visa estabelecer uma conexão genuína com o paciente, compreendendo sua vida, seu perfil e suas necessidades específicas. A partir desse entendimento, traçamos um plano de tratamento que prioriza o minimalismo eficiente.

O minimalismo, uma ideia importada da arte, envolve o uso mínimo de recursos para obter o melhor resultado possível. No entanto, na prática clínica, o mínimo nem sempre é suficiente. Consequentemente, a nossa abordagem é o "minimalismo eficiente", que se concentra em utilizar a quantidade necessária de produtos em cada região para alcançar resultados significativos. Em vez de simplesmente encher o rosto, optamos por trabalhar em etapas, como um tratamento, permitindo que os resultados se desenvolvam gradualmente e de forma natural.

A terminologia Hialo Reestruturação vai além do nome; ela explica o método. Comentei anteriormente que "Hialo" se refere ao ácido hialurônico, uma das principais ferramentas em nossa prática. Enquanto "Reestruturação" é o cerne da técnica.

Quando lidamos com pacientes mais velhos, que perderam sustentação facial naturalmente ao longo do tempo, precisamos reestruturar o que foi perdido. Por outro lado, a "Hialo Estruturação" é voltada para pessoas mais jovens que desejam criar estruturas faciais que nunca tiveram, evitando procedimentos cirúrgicos invasivos.

Dentro dessa abordagem, exploramos a teoria das retas e das linhas, delineando os contornos faciais para economizar produto e otimizar os resultados. Enquanto o termo *Full Face* é amplamente utilizado, ele pode variar significativamente de um profissional para outro, sem uma base técnica sólida.

Por outro lado, a Hialo Reestruturação é uma abordagem guiada por princípios técnicos específicos. A terminologia não é apenas um rótulo, mas um reflexo de uma abordagem cuidadosa e personalizada que prioriza a qualidade e a naturalidade em todos os procedimentos que podem transformar a prática da harmonização facial e beneficiar os pacientes.

REFLEXÃO

Ao encerrar a jornada de exploração sobre a terminologia na harmonização facial, surge uma questão essencial que envolve a terminologia *Full Face* e o conflito de comunicação que muitas vezes a acompanha: a terminologia *Full Face* faz sentido para você?

Se busca por um procedimento estético, seja para rejuvenescer, reestruturar o que foi perdido ao longo dos anos ou recuperar características de sua juventude, a escolha da terminologia *Full Face* vai contemplar o procedimento escolhido?

Quando associamos uma terminologia a uma técnica específica, estamos fornecendo ao paciente uma referência clara do que ele pode esperar em termos de resultados. Essa abordagem vai além do nome, pois está vinculada à técnica implícita. A terminologia que você, profissional, utiliza atualmente reflete bem sua abordagem?

A terminologia que escolhemos deve estar alinhada com a essência do nosso trabalho e com a verdadeira face da harmonização facial.

Pessoalmente, acredito que a verdadeira essência da harmonização facial reside na naturalidade, no equilíbrio e na gestão do envelhecimento. Independentemente de ser um profissional ou um paciente, escolher a terminologia adequada é o primeiro passo para alcançar resultados que respeitem as particularidades de cada pessoa e promovam a beleza genuína com segurança.

Convido você, leitor, a refletir sobre essa questão e a explorar as possibilidades de abordagens que podem oferecer outro caminho na busca pela harmonização facial autêntica e eficaz.

CAPÍTULO 8

A beleza está na sua cara

Casos clínicos: preservando a individualidade facial

Todos veem o que você parece ser, mas poucos sabem o que você realmente é.

MAQUIAVEL

A individualidade facial é uma composição única e pessoal que distingue cada indivíduo. É uma interseção complexa de características genéticas, padrões dentários, estrutura óssea, qualidade da pele e biologia.

Cada raça e etnia, bem como a miscigenação dessas origens, conferem características peculiares a cada rosto que encontramos. Essa singularidade pode ser transmitida de geração em geração, mas, quando tratamos da individualidade facial, é imperativo compreender porque um paciente busca a intervenção profissional.

Alguns pacientes recorrem a nós movidos pelo amor genuíno que têm por seus próprios rostos. Eles valorizam e apreciam sua aparência natural e desejam realçar suas características únicas. Para nós, profissionais, esse é um trabalho gratificante, pois nosso objetivo é preservar ao máximo a naturalidade, respeitando as peculiaridades de cada indivíduo.

Um paciente pode ter um nariz ligeiramente proeminente, uma característica que é comum em sua família de origem turca ou de ascendência árabe. Se optar por não modificar essa característica, ela se torna parte intrínseca de sua individualidade. Nossa tarefa é compreender e respeitar essas escolhas.

Além das características únicas, existem também os padrões faciais, que podem ser categorizados em três tipos principais: Dolico, Mesio e Braqui. Para simplificar a compreensão, vamos explicar cada um deles.

Dolicofacial: este é o padrão facial caracterizado por um formato ligeiramente alongado, que confere uma aparência mais vertical ao rosto.

Mesofacial: o padrão Meso se encontra no meio-termo, com um formato facial que equilibra as características do Dórico e do Braqui. É o padrão mais comum encontrado na população.

Braquifacial: o Braqui é identificado por seu formato facial mais angular e quadrado.

É importante compreender que esses padrões faciais são altamente individuais. Às vezes, um paciente que possui características dóricas deseja adotar um aspecto mais braqui. Essas mudanças na individualidade dos padrões faciais podem desafiar nossa noção de preservação da identidade, mas é fundamental lembrar que nosso papel é atender aos desejos e aspirações dos pacientes.

Além dos padrões faciais, existem características específicas que contribuem para a singularidade de cada rosto, como o formato do arco do cupido ou o contorno do lábio superior. Alguns indivíduos podem não possuir essas características e desejam tê-las.

Em certos casos, podemos melhorar esses aspectos, mas é importante reconhecer que nunca alcançaremos completamente os traços individuais de outra pessoa.

A individualidade facial é um terreno fértil para a exploração e aprimoramento, mas devemos sempre nos esforçar para preservar o que torna cada paciente único.

O que pode e o que não pode ser modificado

Existem aspectos da individualidade de uma pessoa que simplesmente não podem ser modificados pela Harmonização Facial. É essencial compreender e aceitar essas características imutáveis. Por exemplo, o tamanho do nariz é uma característica que só pode ser alterada por meio de cirurgia plástica. Se um paciente tem uma expectativa irrealista sobre essa característica, é dever do profissional fornecer uma orientação realista.

Por outro lado, há aspectos que podem ser ajustados para se aproximarem de uma determinada característica. No entanto, devemos lembrar que a perfeição nem sempre é alcançável, especialmente quando se trata de imitar características que não são inerentes à pessoa. É possível, por exemplo, aprimorar o formato do arco do cupido, mas o desenho do lábio, especialmente a parte vermelha, pode ser mais desafiador para reproduzir. É importante comunicar essas limitações aos pacientes.

Algumas características são tão intrínsecas à identidade de uma pessoa que não podem ser modificadas sem cirurgia. Uma delas é a base óssea larga que resulta em um queixo muito grande ou largo. Tais características são profundamente enraizadas na individualidade e requerem procedimentos cirúrgicos para qualquer mudança significativa.

Em nossa prática, frequentemente buscamos aprimorar ou realçar características que os pacientes desejam enfatizar. Contudo, há limites naturais que devemos respeitar. Cada indivíduo possui um ponto de equilíbrio único entre o que pode ser melhorado e o que deve ser preservado.

Minha missão é ajudar o paciente a alcançar o melhor de si mesmo, e não o transformar em outra pessoa. A busca pela melhoria e aperfeiçoamento é uma escolha saudável e que promove o empoderamento. É um processo que permite que uma pessoa se torne a melhor versão de si mesma, em vez de se transformar em uma versão completamente diferente.

> A individualidade é um tesouro que deve ser respeitado e celebrado, e nossa responsabilidade é auxiliar as pessoas nessa viagem de autodescoberta e autotransformação da sua melhor versão.

Encontrar o equilíbrio entre a busca pela melhoria e a preservação do que torna cada pessoa única é onde reside a verdadeira arte da transformação estética.

O que funciona e o que não funciona

É na hora de abordar as questões psicológicas que permeiam a prática da harmonização facial que logo surge uma pergunta crucial: como podemos diferenciar uma insatisfação passageira de uma verdadeira crise de identidade?

A insatisfação com a própria aparência é um sentimento comum e recorrente. Todavia, é preciso compreender que, na maioria das vezes, essa insatisfação pode ser, de alguma forma, uma crise de identidade. Para ilustrar esse ponto, considere o seguinte cenário: um paciente retorna ao consultório após anos, tendo passado por procedimentos de preenchimento na região das olheiras. Agora, ele percebe uma pequena protuberância sob os olhos, uma espécie de "almofadinha" mais evidente. Isso o perturba, antes não percebia essa característica. O simples fato de notar essa mudança faz com que ele se sinta diferente, e essa desconexão consigo mesmo é um sinal de uma possível crise de identidade.

Quando me refiro a uma crise de identidade, penso especificamente naquelas que surgem após a realização de procedimentos estéticos. Pode ser uma reação ao inchaço temporário, à influência da anestesia ou mesmo à transformação substancial da aparência. Logo, deve-se manter uma comunicação aberta e esclarecedora nesses momentos, pois cada paciente reage de maneira única a essas mudanças.

Alguns pacientes buscam ativamente uma nova identidade por meio de procedimentos estéticos. Inclusive, estão dispostos a aceitar e abraçar uma versão de si mesmos diferente. Essa é uma escolha legítima que algumas pessoas fazem em sua jornada de autodescoberta e aprimoramento.

Por outro lado, até mesmo mudanças sutis podem desencadear uma crise de identidade. A simples ampliação ou alteração mínima do formato facial pode ser o suficiente para que uma pessoa se sinta desconexa consigo mesma. Essa sensação de estranheza, de não se reconhecer, é um indicativo claro de uma crise de identidade.

Na Hialo Reestruturação, priorizamos dar forma e estrutura em vez de dar volume em excesso. Isso é feito para preservar a identidade visual do paciente e minimizar a probabilidade de uma crise de identidade após o procedimento. É um equilíbrio que busca a harmonia, sem comprometer a individualidade.

A prática clínica nos ensina valiosas lições sobre o que funciona e o que não funciona. Ao longo do tempo, os profissionais da harmonização facial puderam refinar os protocolos para evitar situações indesejadas. Erros comuns, como o excesso de preenchimento nas laterais do rosto ou no sulco nasogeniano, que comprometem o sorriso, foram identificados e eliminados. Essa evolução constante nos permite oferecer aos pacientes uma experiência saudável e satisfatória.

Nossa busca é proporcionar resultados que respeitem a individualidade de cada paciente, sem desencadear crises de identidade. Embora seja impossível garantir uma experiência livre de problemas em 100% dos casos, nosso objetivo é minimizar qualquer desconforto ou desconexão entre o paciente e sua própria imagem.

A busca pela harmonia deve sempre ser acompanhada de um profundo respeito pelo paciente, garantindo que ele se sinta confortável e satisfeito em sua própria pele.

Caso 1: entre expectativas e realidade

Ao longo da minha carreira, já vivenciei encontros inesperados com pacientes que me levaram à reflexão sobre as nuances da identidade e das expectativas na busca pela autotransformação.

Certo dia, recebi em meu consultório uma paciente jovem, com pouco mais de 20 anos, de estatura média, pele clara e um rosto de traços delicados. À primeira vista, ela parecia ser uma jovem cheia de energia e humor, mas também transmitia uma sensação de maturidade, sugerindo envolvimento em negócios pessoais e empresariais. Porém, a reviravolta ocorreu quando ela abriu um aplicativo em seu smartphone com a intenção de aprimorar suas fotos pessoais.

No decorrer da consulta, ela começou a ajustar virtualmente sua mandíbula, boca e nariz, buscando simular uma versão completamente diferente de si mesma. Aquilo me surpreendeu, pois era uma abordagem que eu nunca tinha experimentado antes e, confesso, fiquei um tanto assustado. Respondi de forma descontraída e elogiei o aplicativo que ela estava usando. Em questão de segundos, ela transformou sua imagem digital de maneira surpreendente, deixando-me boquiaberto.

O que mais me surpreendeu foi quando ela transformou seus olhos castanhos em um tom de azul reluzente e adicionou sardinhas milimétricas à sua pele, criando um aspecto de pele perfeita.

Diante dessa transformação virtual, me perguntei como deveria proceder. Não tinha experiência prévia para lidar com essa situação. Em um tom bem-humorado, comentei sobre o aplicativo, mas ela continuou a ajustar sua imagem com entusiasmo. Foi nesse momento que me questionou: "E aí, doutor, você acha que podemos fazer isso na vida real?". Com um sorriso no rosto, respondi que poderíamos trabalhar em algumas áreas sem alterar sua identidade visual, mas que os olhos azuis e as sardinhas na pele seriam um desafio.

Durante o procedimento, concentrei-me em valorizar as estruturas faciais existentes, aplicando o conceito de visagismo na harmonização facial. Ao final, ela estava satisfeita com o resultado, embora tenha perguntado quanto mais de produto seria necessário para aumentar a mandíbula. Expliquei que ultrapassar certas proporções poderia resultar em uma aparência pouco natural e que era importante manter a harmonia.

Passou-se um ano e a mesmo paciente retornou ao consultório. Quando vi seu nome na agenda, confesso que me preparei para o que viria. Ela entrou com uma mandíbula significativamente maior e mais arredondada. Minha primeira preocupação foi se ela estava enfrentando um problema inflamatório, mas, para minha surpresa, ela estava bem. Perguntei onde esteve durante esse tempo, e ela mencionou que estava trabalhando muito. No entanto, quando confrontada sobre o procedimento adicional, a paciente admitiu ter procurado outro profissional para satisfazer seus desejos.

Ao comparar suas fotos de antes e depois do segundo procedimento, ficou evidente que havia seguido em direção a uma estética mais exagerada. A experiência me fez refletir sobre o transtorno dismórfico corporal (TDC), sobre o qual já falei anteriormente. Foi um caso que me marcou profundamente, desafiando minha compreensão e me motivando a explorar ainda mais esse tema complexo.

A história dessa paciente me fez questionar as fronteiras da busca pela autotransformação e sempre me lembra da importância de uma abordagem ética e responsável na prática da harmonização facial.

Caso 2: expectativas na jornada da autoaceitação

Recebi em meu consultório uma mulher jovem, de quase 30 anos, com traços finos e um rosto angular bem-definido. Sua maçã do rosto se projetava nas laterais, criando uma sombra sutil, característica de um rosto magro e esguio, semelhante ao de uma modelo. Sua pele exibia a qualidade e vitalidade típicas da juventude. Durante nossa conversa inicial, enquanto investigávamos os desejos que a levaram a buscar procedimentos estéticos, ela apontou uma região do rosto que gostaria de preencher. Sua resposta me surpreendeu, pois não conseguia expressar claramente o que desejava. Então apontou para algumas áreas que, se preenchidas, dariam um aspecto mais "gordo" ao rosto, o oposto do que a maioria das mulheres costuma buscar em procedimentos estéticos.

Nesses casos, é comum pedir aos pacientes que forneçam referências visuais, como fotos de rostos que admiram, para ajudar a compreender seus desejos e valorizar sua beleza única. Para minha surpresa, ela mostrou uma foto de sua irmã gêmea, cujos traços eram um pouco diferentes dos dela. A foto revelava um rosto mais volumoso nas bochechas, maçãs do rosto e mandíbula. Ela expressou o desejo de se assemelhar mais à irmã. Eu achava sua individualidade estética extraordinária, mas estava começando a perceber que talvez seu desejo fosse mais profundo, relacionado à construção de sua autoestima.

Tentei fazê-la entender o quão bela era em sua singularidade, mostrando fotos de mulheres com características semelhantes às dela, todas estonteantemente lindas. Propus um tratamento que realçasse sua essência e personalidade como mulher. Ela concordou, mas ainda pedia para que eu me aproximasse da referência fotográfica.

Trabalhamos com sutileza, mas quando ela se olhou no espelho após o procedimento, vi uma expressão de incerteza em seu rosto. Era importante lembrar que a anestesia poderia distorcer temporariamente suas expressões faciais, o que explicava sua reação.

> Ao lidar com pessoas indecisas, a abordagem deve ser ainda mais cautelosa. O profissional deve trabalhar estrategicamente para construir a confiança do paciente no tratamento e minimizar os riscos de erro.

Ela expressou seu desejo de que algumas áreas fossem mais preenchidas, e questionei se estava satisfeita. Porém, suas escolhas pareciam não fazer sentido e não contribuiriam para sua beleza única. Pacientes muitas vezes acreditam saber o que querem, mas o papel dos profissionais da saúde e estética é guiá-los com parcimônia e sabedoria.

No dia seguinte, recebi uma mensagem da paciente. Ela me agradeceu pelo procedimento e disse que se sentia linda daquela forma. Além disso, notou que todas as pessoas ao seu redor elogiaram seu novo visual. Esse *feedback* reforçou a ideia de que, muitas vezes, a opinião do círculo social é mais importante do que a percepção individual. Trabalhar de forma minimalista proporcionou-lhe confiança e aceitação entre amigos e familiares.

Quando lido com pacientes mais experientes em procedimentos estéticos, sinto-me mais seguro em propor tratamentos mais extensos. Esta história, entretanto, me ensinou que a busca pela beleza singular é uma trajetória única e pessoal para cada paciente, portanto, o papel do profissional é valorizá-la, independentemente das tendências da moda ou padrões de beleza.

A beleza é uma daquelas palavras que evoca diferentes significados e emoções em cada um de nós. Contudo, quando afirmo que "a beleza está na sua cara", tenho a intenção de lançar luz sobre um conceito que transcende padrões e tendências passageiras.

> A verdadeira beleza não pode ser simplesmente definida por um conjunto de características estéticas, mas, sim, encontrada dentro de cada pessoa, em sua história, singularidade e autenticidade.

O famoso ditado "A beleza está nos olhos de quem vê" nunca foi tão verdadeiro. O que é considerado belo por uma pessoa pode não ser para outra. O que me leva a afirmar que "a beleza está na sua cara" como a ideia de que cada indivíduo já é, em sua essência, belo. Sua beleza é única, moldada por sua trajetória de vida, suas experiências e por seus traços físicos.

A beleza de um paciente é sua marca registrada.

Cada característica do seu rosto conta uma história, e essas características formam uma identidade que é só sua. Procedimentos estéticos podem ser uma ferramenta poderosa para realçar a beleza natural, porém, não mudam quem ele é de fato. Em vez disso, os procedimentos podem ser usados para enfatizar seus traços mais marcantes, elevar a sua autoestima e aumentar a sua confiança.

Enquanto afirmo que a beleza está na sua cara, não posso ignorar o quanto podemos ser nossos críticos mais severos. O que vemos no espelho pode não refletir a imagem que os outros têm de nós. Desse modo, é importante lembrar que a beleza é subjetiva, e o que realmente importa é como nos vemos.

> A beleza está na sua cara! Esse é um lembrete de que você já é belo, e qualquer melhoria deve ser vista como um meio de aprimorar o que já é bonito em seu rosto.

Lembre-se: abraçar a individualidade e autenticidade é apenas o primeiro passo em direção à sua melhor versão.

Afinal, a beleza está na sua cara, mas quem a reconhece são os seus olhos.

_____ ? _____

Uma das dúvidas mais recorrentes que encontro em meus pacientes é: quanto tempo dura o procedimento realizado na harmonização facial?

A harmonização facial não é permanente, possuindo uma duração média de 12 a 24 meses após a realização, a depender do procedimento. Caso o paciente deseje renovar a harmonização facial, ele deve retornar ao profissional para realizar o procedimento novamente.

O fato de o procedimento não ser definitivo é algo positivo, pois sinaliza que pode ser retocado ou revertido a depender da necessidade do paciente.

No final das contas, o objetivo dos procedimentos estéticos deve ser atemporal. Pois independente do procedimento realizado, quando você olhar para uma foto sua após dez anos, deverá reconhecer a mesma pessoa, com envelhecimento natural e discreto. Esta é a meta que um profissional, juntamente com o seu paciente, deve alcançar.

REFLEXÃO

Se você já buscou ou está em busca de algum procedimento estético, reflita: qual é o seu propósito? Procura gerenciar o envelhecimento de forma a preservar suas características e identidade ou busca adquirir características que nunca foram suas? Ou talvez deseje mudar seus traços porque acredita que isso o fará se sentir melhor?

Não há problema algum em buscar ambas as alternativas. Porém, será que isso realmente o fará uma pessoa mais feliz ou segura? Essa é a grande questão.

Às vezes, pensamos que queremos algo, mas, posteriormente, percebemos que isso não é bem o que desejávamos. Tudo depende da motivação que impulsiona esse desejo.

Se alguém deseja ter uma mandíbula mais marcada e larga sem que seja de origem genética, isso é aceitável, desde que isso a faça mais feliz. No entanto, quando respeitamos nossa essência, estamos em maior sintonia com nossa personalidade. Quando começamos a mudar isso, às vezes criamos um descompasso entre nossa identidade interna e externa.

Quem sou eu para questionar o que é belo para outra pessoa? Meu papel é respeitar as limitações anatômicas e as possibilidades para que possa trabalhar dentro desses parâmetros.

Busco conscientizar meus pacientes, dentro do meu alcance, tratando-os com respeito e ética, sempre considerando o que é possível realizar a partir das condições oferecidas. Não é simplesmente sobre realizar procedimentos estéticos ou injetar produtos no rosto indiscriminadamente, mas sobre a preocupação com o ser humano que está por trás do desejo.

Afinal de contas, a verdadeira beleza está além da superfície e reside na aceitação de quem somos.

CAPÍTULO 9

Hialo Reestruturação: um método inovador

Harmonização facial e a cultura minimalista gerando beleza e resultados

Nunca imites ninguém. Que a tua produção seja como um novo fenômeno da natureza.

LEONARDO DA VINCI

No mundo da estética facial, emerge uma abordagem singular conhecida como Hialo Reestruturação. Mas o que exatamente esse conceito e terminologia implica?

Desenvolvida meticulosamente para ser não apenas uma metodologia, mas também uma filosofia de trabalho, a Hialo Reestruturação representa algo muito mais profundo. É a fusão elegante de uma filosofia de trabalho minimalista e uma técnica didaticamente elaborada, concebida para permitir que os alunos alcancem resultados de excelência sem atravessar uma infinidade de cursos, que em muitos casos nem chegam ao resultado desejado.

A raiz da Hialo Reestruturação sugere a arte de reformular, de reconstruir. Em essência, é uma transformação, uma reconstrução utilizando o ácido hialurônico. Essa terminologia, cuidadosamente escolhida, representa uma mudança significativa em relação a traduções e interpretações equivocadas do termo *Full Face* utilizado até o momento para as abordagens em geral, independente da técnica utilizada.

> A Hialo Reestruturação é, de fato, uma alternativa mais elegante que transcende o comum, e se destaca como uma abordagem mais sofisticada.

Uma das características mais distintas da Hialo Reestruturação é a diferenciação entre dois aspectos vitais: "estruturação" e "reestruturação".

A primeira lida com a criação de estruturas que anteriormente não existiam. Em casos nos quais a estrutura óssea é deficiente ou há falta de volume em áreas cruciais como o queixo, entra em cena a estruturação. Esta técnica habilmente molda e esculpe, criando um equilíbrio que antes era apenas um sonho distante.

> É a arte de estruturar o que nunca existiu, trazendo equilíbrio e harmonia às características faciais.

Por outro lado, a reestruturação se concentra na restauração do que se perdeu ao longo do tempo.

Quando a massa óssea diminui ou quando as camadas de gordura e músculos sofrem alterações, a face perde sua estrutura natural. A **Hialo Reestruturação** entra como uma verdadeira magia, devolvendo à face sua forma original. É um processo delicado e controlado, a união das partituras da ciência e a melodia da estética, buscando gerenciar o processo de envelhecimento e, ao mesmo tempo, preservar a beleza intrínseca de cada indivíduo, de cada nota. Neste universo da harmonização facial, a Hialo Reestruturação surge como uma verdadeira obra de arte, uma expressão sublime da harmonia facial.

Em um mundo que às vezes parece obcecado pela juventude eterna, esta abordagem resplandece como um farol, lembrando-nos da beleza que reside na autenticidade e na aceitação de nossa própria jornada de envelhecimento, gerenciando o processo com delicadeza e respeito.

A filosofia da Hialo Reestruturação

Na essência da técnica da Hialo Reestruturação reside uma filosofia de trabalho profundamente arraigada na humanidade. Trata-se de uma jornada que transcende o simples ato de esculpir rostos; é uma exploração das nuances mais íntimas da experiência humana. No centro dessa filosofia está a compreensão inabalável de que o paciente é o epicentro de todo o processo.

> Mais do que um procedimento estético, a Hialo Reestruturação é um mergulho profundo na vida e nas aspirações de cada indivíduo já existente e que busca um (re)nascimento.

Dentro do universo da harmonização facial, o planejamento não é apenas uma etapa técnica; é **uma jornada existencial, psicológica e social**. Cada paciente é visto como um ser único e complexo, com histórias que, embora similares, possuem diferenciais, desejos que parecem baseados nas mesmas motivações, porém com raízes bem específicas, e necessidades localizadas em um corpo humano que possui uma digital única e inconfundível.

O planejamento transcende a simples técnica e protocolo estético; envolve uma compreensão profunda dos movimentos, inseguranças e dúvidas de cada indivíduo. Considera-se não apenas o formato do rosto, mas também a personalidade, o ambiente e ecossistema onde convive e as expectativas carregadas na bagagem. Cada consulta se torna uma exploração, uma conversa rica sobre o que a beleza significa para o paciente em sua cosmovisão, no seu contexto e nas percepções construídas na trajetória.

Na Hialo Reestruturação não há lugar para vendas. Existe, no entanto, uma oferta inestimável: **a oferta de valor**.

A filosofia aqui é clara: vende-se o que tem preço, mas se oferece o que tem valor. Esta abordagem é o que orienta cada interação com o paciente. A consulta não começa com orçamentos ou procedimentos, mas com uma exploração conjunta da beleza. A beleza, afinal, é relativa e subjetiva, variando de cultura para cultura, de olhar para olhar. Na Hialo Reestruturação, o objetivo é encontrar o que é belo para o paciente, alinhando o conceito de beleza do profissional com a visão única do paciente. Isso é alcançado por meio de imagens e discussões, permitindo que o paciente participe ativamente do processo, compartilhando suas percepções e preferências.

O ser humano é, por natureza, visual. Antes mesmo de discutir procedimentos específicos, **a conversa é sobre beleza**. O paciente é levado a uma jornada, onde ele é guiado por imagens e encorajado a compartilhar suas próprias referências de beleza. Este é um momento crucial, onde a compreensão profunda do paciente sobre o que é belo se encontra com a expertise do profissional.

O "antes e depois" são apresentados como realizações das visões compartilhadas, e não como meras transformações. Este é o momento em que a arte da Hialo Reestruturação ganha vida, onde a empatia e a expertise se encontram, criando um elo de beleza e confiança.

> A Hialo Reestruturação busca mais do que transformar rostos; trata-se de transformar vidas.

É uma jornada onde a arte como expressão se encontra com a humanidade não perfeita, criando um espaço onde cada pessoa pode descobrir e abraçar a sua própria beleza.

Quando a estética se encontra com a confiança, a Hialo Reestruturação surge como um farol que ilumina toda insegurança. Esta abordagem representa uma filosofia de trabalho que vai além das palavras "venda" ou "transação". A confiança é cultivada como uma flor delicada, alimentada pelo entendimento e respeito mútuo.

Quando um paciente entra no mundo da Hialo Reestruturação, ele não é confrontado com técnicas de vendas agressivas. Não há pressão, não há vendas forçadas. Em vez disso, há uma oferta generosa e uma escolha consciente. A venda, nesse contexto, é uma consequência natural do relacionamento, da confiança estabelecida e do valor agregado à experiência do paciente.

Cada consulta é uma **jornada colaborativa** em que o paciente é um participante ativo, e não um espectador passivo. Ele é convidado a compartilhar suas expectativas, seus desejos e suas preocupações.

O profissional da harmonização facial não é um vendedor; é um facilitador, um guia que ajuda o paciente a entender suas opções, a tomar decisões informadas e a embarcar em uma jornada estética que é tão única quanto ele próprio.

Dentro da Hialo Reestruturação, a confiança é uma promessa cumprida a cada interação. Essa confiança é conquistada pelo profissional, por meio do conhecimento sólido, não através de técnicas de vendas, mas da experiência e da habilidade demonstrada. O paciente, ao entrar na clínica, já confia nas mãos que o tratam, porque foi educado, envolvido e respeitado desde o início. A confiança, portanto, não é uma mercadoria que pode ser comprada; é um tesouro que é cultivado cuidadosamente, paciente por paciente, consulta por consulta.

A Hialo Reestruturação é uma metodologia que oferece mais do que resultados visíveis, oferece uma transformação interna, uma mudança na forma como os profissionais veem sua prática e como os pacientes veem a si mesmos.

A filosofia de **confiança e aceitação** é a espinha dorsal da Hialo Reestruturação. Por essa razão, essa abordagem transforma mais do que rostos, mas corações. Além disso, cria um espaço onde a autoestima floresce e cada pessoa pode se sentir verdadeiramente valorizada, aceita e bela, exatamente como de fato é.

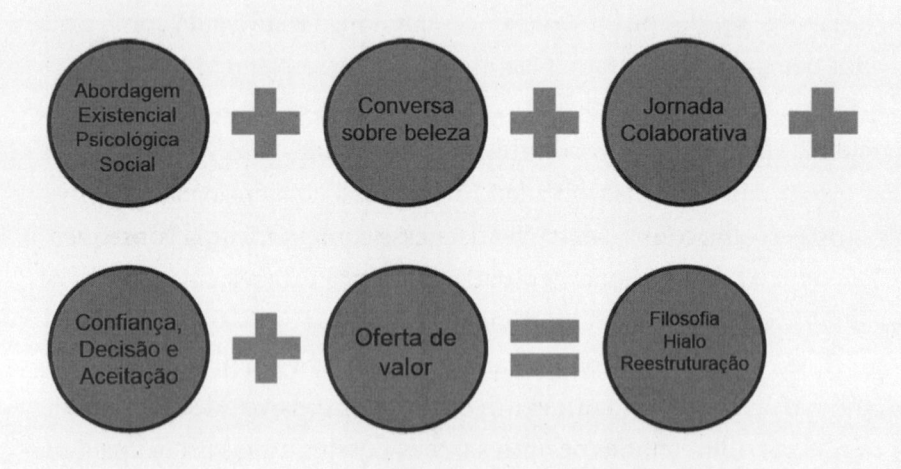

Abordagem Existencial Psicológica Social + Conversa sobre beleza + Jornada Colaborativa +

Confiança, Decisão e Aceitação + Oferta de valor = Filosofia Hialo Reestruturação

Os princípios da Hialo Reestruturação

Dentro do universo complexo da estética, em que técnicas variadas prometem resultados imediatos, a Hialo Reestruturação se destaca com alguns princípios, sendo o **minimalismo eficiente** e a **busca da forma autêntica** os principais.

Há alguns aspectos cruciais que moldam essa abordagem singular, no qual **a forma é priorizada acima do volume**, e a arte de delinear rostos é executada com a precisão de um mestre artesão.

O minimalismo eficiente, importado do movimento artístico dos anos 1950, é o coração pulsante da Hialo Reestruturação.

Esse princípio dentro da harmonização facial tem por objetivo utilizar o mínimo de produto e empregar a quantidade exata que é necessária para esculpir uma nova realidade estética de maneira precisa e eficaz. Além de evitar o desperdício, essa abordagem também garante que cada gota de ácido hialurônico seja aplicada com propósito, criando um resultado que é esteticamente harmonioso e naturalmente belo.

Na Hialo Reestruturação, a Teoria do Círculo, representada pelas linhas mestras, serve como um guia preciso e didático. Ao delimitar as bordas inferiores das estruturas faciais, essas linhas guias garantem que o procedimento não se perca em excessos ou assimetrias.

> Cada traço, cada contorno é parte de uma
> narrativa estética cuidadosamente planejada,
> onde a forma autêntica é destacada.

Enquanto muitas abordagens focam na volumetria excessiva, a hialo reestruturação adota uma perspectiva mais ponderada, permitindo que os pacientes **reconheçam seu próprio reflexo** e se sintam autenticamente belos.

A Hialo Reestruturação é uma revolução na harmonização facial, pois vai além das agulhas e procedimentos, permite uma renovação ao paciente, enfatiza o belo sem que ele se perca no estranhamento de um rosto que nunca viu.

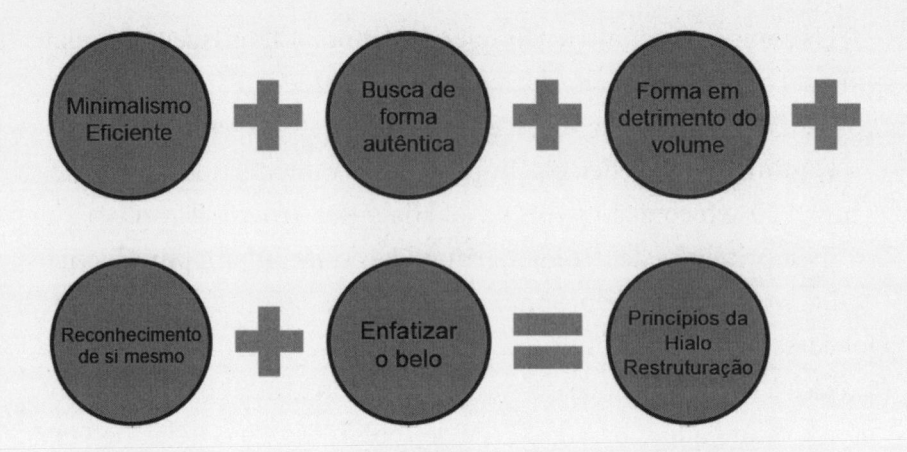

Minimalismo Eficiente + Busca de forma autêntica + Forma em detrimento do volume +

Reconhecimento de si mesmo + Enfatizar o belo = Princípios da Hialo Restruturação

O tripé do sucesso

A conduta do profissional é essencial na Hialo Reestruturação: ela é constituída pelo Tripé do Sucesso. Esta metáfora tridimensional serve como alicerce essencial, no qual as necessidades, desejos e possibilidades do paciente são meticulosamente equilibradas.

O que o paciente pode: a realidade financeira

Ao tratar sobre o que o paciente pode, consideramos a realidade financeira que permeia cada escolha. Não se trata apenas do que ele deseja, mas do que ele pode investir. A Hialo Reestruturação respeita esse limite financeiro, transformando-o em um guia. O uso prudente de recursos é crucial, garantindo que cada centavo investido se traduza em resultados visíveis e significativos. A comunicação clara, a transparência e um planejamento meticuloso são essenciais para criar uma experiência que seja esteticamente satisfatória e financeiramente acessível.

Do que o paciente precisa: alinhando com a biologia

O segundo pilar do tripé enfoca o que o paciente realmente precisa, muitas vezes divergindo do que ele deseja. Tratar a pele antes de mergulhar na Hialo Reestruturação é um exemplo claro. A biologia do paciente, suas necessidades dermatológicas e fisiológicas, são fatores inegociáveis. Esta etapa ressalta a importância de uma abordagem holística e educativa. O entendimento do paciente sobre o processo biológico que antecede os procedimentos estéticos é vital, garantindo que ele compreenda o valor intrínseco de cada etapa do tratamento.

O que o paciente quer: realizando desejos físicos

Por fim, vem o desejo físico do paciente, muitas vezes moldado por imagens de antes e depois que ele anseia alcançar. Representa as aspirações estéticas dele. No entanto, esses desejos devem ser harmonizados com os outros dois suportes, a realidade financeira e as necessidades biológicas. A comunicação transparente e empática do profissional desempenha um papel crucial, pois ajuda o paciente a entender que seus desejos podem ser alcançados, mas dentro de um contexto realista e sustentável.

A magia da Hialo Reestruturação reside na habilidade de equilibrar esses três elementos. É uma abordagem sutil, onde o profissional atua como o guia compassivo, ajudando o paciente a harmonizar não só a sua estética, mas também as suas expectativas e recursos. A escolha cuidadosa de procedimentos, a sincronia entre tratamentos de pele e reestruturação e uma compreensão aprofundada do contexto do paciente são essenciais.

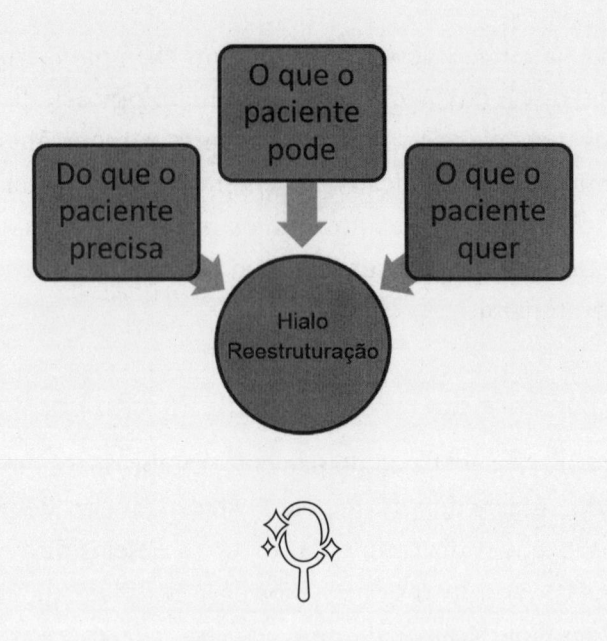

```
          ┌──────────┐
          │ O que o  │
          │ paciente │
          │   pode   │
          └────┬─────┘
┌──────────┐   │   ┌──────────┐
│ Do que o │   ▼   │ O que o  │
│ paciente │─▶   ◀─│ paciente │
│ precisa  │       │   quer   │
└──────────┘       └──────────┘
         ( Hialo
           Reestruturação )
```

Para concluir o último capítulo, volto aos primeiros capítulos, simbolizando o movimento da vida, que é cíclica, e por isso é bela.

Em meio aos horizontes digitais que definem nosso mundo moderno, eu me identifico como um profissional da estética que decidiu se aventurar nas redes sociais. Para construir essa ponte entre os mundos da estética e da internet, precisei conectar minha jornada clínica ao vasto oceano virtual em que as pessoas até hoje tentam aprender a navegar.

Meu passado nas redes sociais foi marcado por um perfil *low profile* — aquele usuário que não costuma fazer muitas publicações e é um tanto ausente do ambiente online. Compromissos anteriores me mantiveram nas sombras, limitando minha presença no mundo virtual. Fui compelido a permanecer discreto, trabalhando silenciosamente nos bastidores. Todavia, ao romper com essas restrições e me lançar ao mundo, a necessidade de engajamento digital se tornou inevitável.

Ingressar nas redes sociais foi, para mim, um ato delicado. Não sou um entusiasta ávido das redes sociais, mas entendo sua importância profissional. Procuro um equilíbrio entre ser autêntico e ganhar notoriedade. A qualidade de minhas postagens supera a frequência. Opto por utilizar essas plataformas como uma ferramenta profissional, não uma fuga da realidade.

Acredito que a internet é uma faca de dois gumes. Quando bem utilizada, pode abrir portas e criar oportunidades. Entretanto, a dualidade virtual é uma armadilha que deve ser evitada. Ser autêntico é crucial, assim como na Hialo Reestruturação.

> Manter uma imagem virtual que não reflete a verdade é um caminho para a decepção e problemas psicológicos, uma vez que a busca incessante pela validação online pode obscurecer a realidade e minar a autoestima genuína.

O tempo gasto online deve ser ponderado. Equilibrar a exposição com o mundo virtual e a realidade pessoal é essencial. Aceitar a internet como um reflexo do mundo, onde a autenticidade é fundamental, é um passo muito importante.

Minha própria jornada na internet se desdobrou em várias atividades, como a produção de um podcast e até mesmo deste livro. Todo esse movimento é um esforço para educar e criar conscientização sobre procedimentos estéticos, mas principalmente sobre autoimagem e autoestima e seu envolvimento direto com a harmonização facial.

Navegar nas águas da internet requer mais do que habilidades técnicas; exige sabedoria emocional. É um verdadeiro cabo de guerra entre a exposição e a proteção da autenticidade. Meu desejo é que as pessoas entendam que, na Era Digital, o verdadeiro poder reside na consolidação da identidade, provinda da aceitação do singular existente em cada um de nós. Seja online ou offline, somos seres complexos e ricos em singularidade. Que cada interação virtual seja uma extensão genuína de quem somos, uma contribuição para um mundo digital que reflete nossa humanidade, onde as características únicas de cada ser são a moeda mais valiosa que existe, assim como a beleza evidenciada traz em si um poder transformador.

---------------- ? ----------------

À medida que encerramos este último capítulo, deixe-me compartilhar com você as perguntas que ecoam com mais frequência em relação à Hialo Reestruturação.

Estas indagações servem como uma porta de entrada para entender ainda mais sobre a complexidade e a profundidade desta técnica inovadora.

A primeira e talvez mais fundamental questão é: o que é Hialo Reestruturação? Em sua essência, é uma técnica que transforma, reconstrói e revitaliza por meio do ácido hialurônico. Mas vai além disso. Não é apenas uma técnica, é uma filosofia de trabalho completa, um contexto em que cada movimento e aplicação é guiado por princípios profundamente arraigados.

A pergunta que vem em seguida e ressoa frequentemente é: por que escolher Hialo Reestruturação? A hialo reestruturação é uma metodologia acelerada para aprimorar a visão de planejamento e a técnica clínica. É a estrada asfaltada onde os aprendizes podem viajar sem tropeços, sem repetir os mesmos erros que eu experimentei ao longo de muitos anos.

Por que essa terminologia específica? A resposta para mais essa dúvida está na filosofia que sustenta a técnica. A Hialo Reestruturação representa um conjunto de princípios que considera a dimensão física, as nuances psicológicas e sociais de cada paciente.

A grande interrogação mais persistente talvez seja: por que "hialo"? Por trás dessa palavra aparentemente simples se encontra um mundo de conceitos e ideias, um método que busca a excelência, a prática eficiente e o equilíbrio perfeito entre forma e volume. Hialo Reestruturação não é apenas uma expressão, é uma promessa cumprida, uma síntese e conceito cuidadosamente elaborado do que significa verdadeiramente revolucionar o campo da harmonização facial.

REFLEXÃO

Nesta última reflexão, vamos mergulhar no coração da harmonização facial, desvendando um segredo muitas vezes esquecido no mundo dos procedimentos estéticos: o valor dos resultados genuínos e a importância de aprender com quem verdadeiramente os alcançou.

Na prática diária, percebo que a maioria dos alunos deseja resultados concretos.

Eles não estão interessados em palavras vazias ou técnicas mirabolantes. Um conselho fundamental surge desse entendimento: ao procurar cursos de harmonização facial, escolha aprender com quem conquistou resultados tangíveis. Olhe além do valor do curso e avalie a essência do profissional, sua maturidade e, o mais crucial, os resultados que ele alcançou.

Muitos de meus alunos passaram por inúmeros cursos anteriores, acumulando certificados, mas ainda se sentiam inseguros para realizar uma hialo reestruturação abrangente, que transforma cada região do rosto de maneira eficiente e minimalista. Quando apresento essa abordagem em nossos cursos, a reação é frequentemente de surpresa e encantamento. Alguns alunos até consideram a possibilidade de voltar ao curso, reconhecendo a profundidade e a eficácia da metodologia que desenvolvemos.

O fato de que nossa metodologia tem sido amplamente aceita e praticada por nossos alunos é um sinal claro de seu valor. Contudo, o propósito da Hialo Reestruturação não se limita a um curso; é uma filosofia de trabalho que visa transcender a superfície da estética.

O principal objetivo é difundir uma abordagem mais humana e minimalista, que priorize a individualidade e a essência de cada pessoa.

A Hialo Reestruturação é um movimento em direção à verdadeira harmonização facial. No cenário atual, somos confrontados com uma multiplicidade de técnicas e terminologias, muitas das quais não se alinham com nossa filosofia. É neste contexto que nasce a Hialo Reestruturação.

À medida que encerramos esta jornada, espero que você reflita sobre a importância dos resultados genuínos e da filosofia subjacente a cada procedimento.

CONCLUSÃO
A beleza evidenciada transforma

O processo de escrever este livro foi uma grande aventura, cheia de desafios para transformar ideias em palavras, expressar minhas opiniões e sintetizar décadas de aprendizado profissional.

Escrever é uma novidade para mim, embora seja uma experiência que ansiava ter há muito tempo. Sempre desejei liberar as ideias que habitavam minha mente e compartilhá-las com o mundo. Afinal, muitas vezes nossos pensamentos ressoam com outras pessoas, mas raramente são compartilhados de maneira ampla. Esta reflexão saudável sobre tecnologia, inteligência artificial e redes sociais se tornou fundamental em nossa sociedade em constante evolução.

> Nunca sabemos o que o futuro nos reserva: novas redes sociais, novas tendências. É imperativo que nos adaptemos de maneira saudável, ponderando o uso dessas tecnologias que se desenvolvem incessantemente.

Escrever este livro foi a realização de um sonho tanto profissional quanto pessoal. Sempre desejei articular essas reflexões, especialmente ao desenvolver uma metodologia de trabalho que considero vital e que, infelizmente, vejo que tem se perdido no campo estético da harmonização facial, uma especialidade dentro da odontologia.

Fico contente por poder guiar você neste mergulho à essência da Hialo Reestruturação (seja você leitor, paciente ou aluno) para entender de perto a transformação que busco promover.

Acredito que todos nós temos uma missão de vida, um propósito. Sempre busquei entender qual era meu propósito, minha razão de lutar. Este trabalho, apesar de ser compreendido por alguns como futilidade, muitas vezes penetra em camadas profundas da essência humana.

Poder compartilhar minha visão, minhas crenças e minha expressão é uma experiência incrivelmente gratificante. Espero que, ao ler este livro, você tenha encontrado *insights*, que tenha sido inspirado de alguma forma. Torço para que tenha desafiado seus preconceitos em relação à harmonização facial e espero ter ajudado a te fazer refletir sobre o uso das redes sociais.

Estes são temas que dominam nossa presença online, inundando nossas redes com uma infinidade de métodos, imagens de antes e depois, casos fascinantes e casos belos. Expressar tudo isso nas páginas deste livro é, verdadeiramente, a realização de um sonho. Se você chegou até aqui, quero expressar minha profunda gratidão.

Sua jornada nesta obra é um sinal de que talvez tenha encontrado algo significativo e espero sinceramente que tenha extraído lições de vida valiosas ou, de alguma forma, contribuído para seu desenvolvimento pessoal.

Chegamos ao fim desta jornada, mas nosso encontro é apenas o começo de uma outra jornada ainda mais ampla. Primeiramente, quero expressar meu mais profundo agradecimento por ter compartilhado este tempo comigo, explorando os detalhes da harmonização facial e da filosofia da Hialo Reestruturação.

Cada palavra escrita foi moldada com a intenção de enriquecer sua compreensão e inspirar reflexões. Por outro lado, como comentei anteriormente, minha missão vai além deste livro. Estou aqui para elevar o nível da harmonização facial, para trazer uma compreensão mais profunda e autêntica ao nosso trabalho.

Minha visão se estende ao bem-estar global, ao nosso planeta e às futuras gerações. Estou comprometido em trabalhar para um mundo melhor, onde o respeito à natureza e aos seres humanos seja a base de todas as nossas ações.

Se desejar continuar esta jornada e explorar mais sobre a filosofia da Hialo Reestruturação, convido-o a se conectar comigo e com nossa comunidade. Você pode acompanhar as minhas redes sociais para ter acesso às atualizações regulares sobre o meu trabalho, onde compartilho o progresso do curso da Hialo Reestruturação, os resultados alcançados pelos alunos e os depoimentos de pacientes que passaram por essa transformação autêntica.

Se esta filosofia ressoou dentro do seu peito, se fez sentido e se você acredita na autenticidade que busco, apresento o desafio de abraçá-la. Sua voz é poderosa, e juntos podemos difundir essa técnica de maneira honesta e significativa.

> Quando algo ressoa em nossos corações, agimos
> com integridade e paixão. Se você sente essa
> conexão, estou aqui para apoiá-lo em sua jornada.

Fique atento, pois em breve terá a chance de fazer parte da Hialo Reestruturação como aluno ou paciente. Os depoimentos, os resultados e a prova social estarão lá para confirmar a autenticidade do que fazemos. Estou ansioso para recebê-lo em nossa comunidade, onde buscamos uma estética mais equilibrada, natural e verdadeira.

Por fim, no cerne da beleza está a compreensão de que ela, a beleza, não é uma entidade fixa, mas um conceito em constante fluxo, moldado por uma multiplicidade de fatores.

A beleza é intrinsecamente influenciada pela cultura, sociedade e etnia. O que é considerado belo em uma parte do mundo pode não ser visto da mesma forma em outro lugar. A internet, como um veículo poderoso, desempenha um papel crucial nessa transformação e divulgação do belo. Ela amplifica e altera os padrões de beleza em uma escala global, às vezes de maneiras que são difíceis de acompanhar.

Nossa percepção de beleza está sempre em evolução. O que era considerado bonito em épocas passadas pode não se alinhar com os padrões contemporâneos. Sobrancelhas mais grossas ou mais finas, curvas mais acentuadas ou mais delicadas — todas essas nuances são moldadas por tendências culturais e pela influência da internet, criando uma constante e dinâmica metamorfose do conceito de beleza.

> A beleza reside nos olhos de quem vê e, como tal, está intrinsecamente ligada às experiências individuais e às percepções pessoais.

A beleza em transformação encapsula essa dinâmica interconexão entre nossa visão de mundo, as influências culturais, a evolução do tempo e o poder da internet. Ao entender que a beleza é multifacetada, variável e sempre em movimento, podemos apreciar sua verdadeira complexidade.

Este livro é uma exploração dessas complexidades, uma jornada para compreender não apenas a beleza como a vemos hoje, mas também como ela se apresentará no futuro. Portanto, nesta conclusão, espero deixar definitivamente claro que a beleza é, de fato, um caminho, não um destino. Que possamos continuar a explorar, aprender e crescer juntos, apreciando não apenas a beleza exterior, mas também a profundidade da beleza que reside dentro de cada um de nós.

© Ariel Camargo, 2024
Todos os direitos desta edição reservados à Editora Labrador.

Coordenação editorial Pamela J. Oliveira
Assistência editorial Leticia Oliveira, Vanessa Nagayoshi
Direção de arte Amanda Chagas
Capa Heloisa D'Auria
Projeto gráfico Marina Fodra
Consultoria de escrita Central de Escritores Rose Lira, Gabriella Maciel Ferreira, Iago Fechine e Pedro Castellani
Diagramação Nalu Rosa
Preparação de texto Andresa Vidal Vilchenski
Revisão Bruna Del Valle

Dados Internacionais de Catalogação na Publicação (CIP)
Jéssica de Oliveira Molinari - CRB-8/9852

Camargo, Ariel
  A beleza em transformação : uma reflexão sobre a estética reinventada na era digital / Ariel Camargo.
  São Paulo : Labrador, 2024.
  160 p.

  ISBN 978-65-5625-733-4

  1. Beleza física (Estética) - Aspectos psicológicos e sociais 2. Imagem corporal 3. Redes sociais on-line – Influência – Autoestima 4. Cirurgia plástica 5. Autoaceitação I. Título

24-4919   CDD 302.5

Índice para catálogo sistemático:
1. Beleza física (Estética) - Aspectos psicológicos e sociais

Labrador

Diretor-geral Daniel Pinsky
Rua Dr. José Elias, 520, sala 1
Alto da Lapa | 05083-030 | São Paulo | SP
contato@editoralabrador.com.br | (11) 3641-7446
editoralabrador.com.br

A reprodução de qualquer parte desta obra é ilegal e configura uma apropriação indevida dos direitos intelectuais e patrimoniais do autor. A editora não é responsável pelo conteúdo deste livro.
O autor conhece os fatos narrados, pelos quais é responsável, assim como se responsabiliza pelos juízos emitidos.

FONTE Minion Pro
PAPEL Pólen natural 80g/m²
IMPRESSÃO Paym

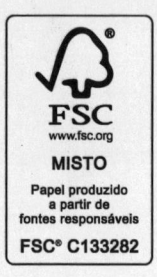